Zeba Ambreen
Divya Sanjay Sharma

Fratura mandibular em pacientes pediátricos

Zeba Ambreen
Divya Sanjay Sharma

Fratura mandibular em pacientes pediátricos

ScienciaScripts

Imprint

Any brand names and product names mentioned in this book are subject to trademark, brand or patent protection and are trademarks or registered trademarks of their respective holders. The use of brand names, product names, common names, trade names, product descriptions etc. even without a particular marking in this work is in no way to be construed to mean that such names may be regarded as unrestricted in respect of trademark and brand protection legislation and could thus be used by anyone.

Cover image: www.ingimage.com

This book is a translation from the original published under ISBN 978-3-659-54508-5.

Publisher:
Sciencia Scripts
is a trademark of
Dodo Books Indian Ocean Ltd. and OmniScriptum S.R.L publishing group

120 High Road, East Finchley, London, N2 9ED, United Kingdom
Str. Armeneasca 28/1, office 1, Chisinau MD-2012, Republic of Moldova, Europe
Printed at: see last page
ISBN: 978-620-2-86695-8

FRACTURA MANDIBULAR EM PACIENTES PEDIÁTRICOS

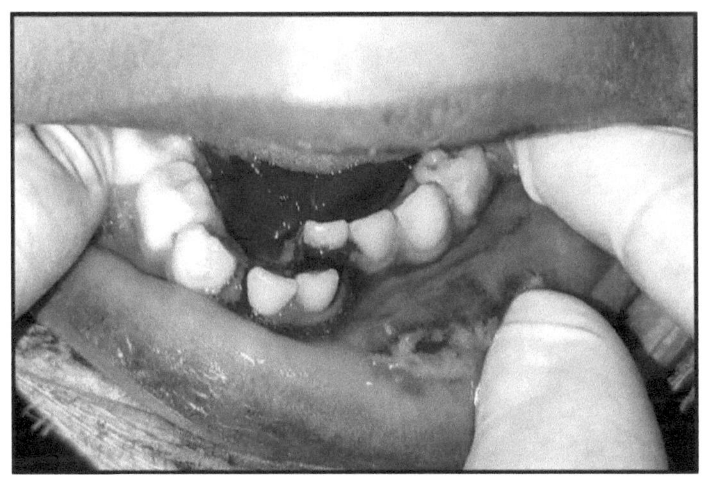

DR. ZEBA AMBREEN

Índice

CAPÍTULO 1 : Introdução

O nosso rosto é a parte mais admirável do nosso corpo. A causa mais frequente de desfiguração e que tem um impacto significativo na personalidade é a lesão facial.

A mandíbula, que é o osso facial mais móvel e visível a seguir ao osso nasal, é o osso facial que é mais frequentemente ferido.

É uma estrutura anatómica e funcional importante, que constitui a altura e a largura inferiores do esqueleto facial. Tem uma estrutura óssea complexa e uma articulação anatómica vital com os outros componentes cranio-maxilo-faciais. Tem uma função fundamental no sistema digestivo e desempenha também um papel importante na fala e na expressão facial.

O osso mandibular é um osso em forma de V que se articula com o osso temporal na articulação temporomandibular (ATM). O osso mandibular tem uma porção horizontal e uma vertical. A porção horizontal da mandíbula tem duas estruturas principais, os ossos basais e alveolares (portadores de dentes).

A secção horizontal da mandíbula compreende as seguintes partes (Figura: 1):

- Sínfise,
- Parassínfise,
- O corpo, e
- O osso alveolar.

A mandíbula vertical é constituída por:

- Ângulo,
- Ramus,
- Condilar, e
- Processos Coronóides.[1]

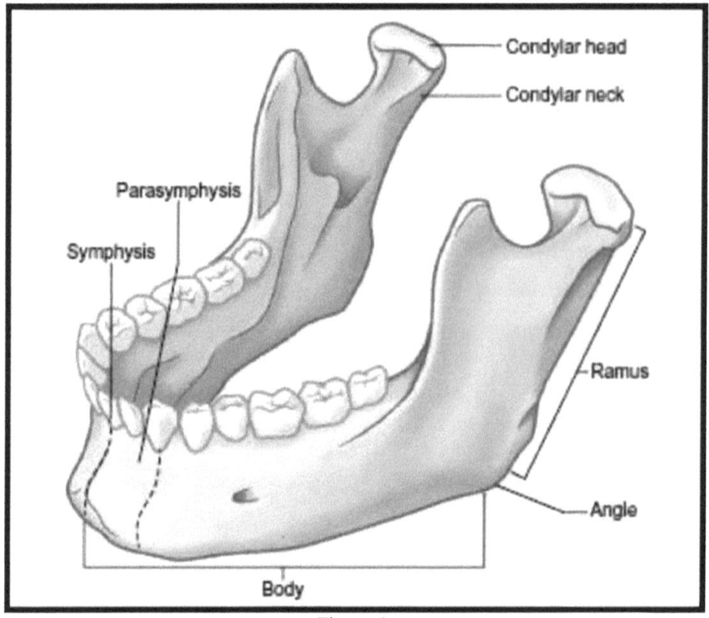

Figura: 1

As crianças, tal como os adultos, estão sujeitas a tipos semelhantes de lesões e traumatismos, mas a sua capacidade de cura no mais curto espaço de tempo possível com um mínimo de complicações e a capacidade inerente de adaptação a novas situações são bastante diferentes das dos adultos. No entanto, os traumatismos faciais nas crianças são muito menos frequentes do que nos adultos, sobretudo durante os primeiros cinco anos de idade. Só a partir da idade da puberdade é que a frequência e o padrão de tais lesões começam a ser semelhantes aos observados nos adultos.[2]

As fracturas da mandíbula são um dos tipos mais comuns de lesões resultantes de traumatismos maxilofaciais em crianças, representando 20-50% de todas as fracturas faciais.[2]

Os princípios para o tratamento da fratura facial das crianças são basicamente os mesmos que os utilizados nos adultos.

No entanto, certos factores anatómicos, fisiológicos e psicológicos, próprios da infância, alteram inevitavelmente as técnicas utilizadas. O planeamento deve ter em conta a idade do paciente, a anatomia, a fase de crescimento dentário, o nível de desenvolvimento dentário, bem como os dentes que começam a crescer ou outros que ainda não irromperam, o local da fratura e a vontade de cumprir o plano de tratamento sugerido, a fim de determinar a melhor forma de atuação para uma fratura da mandíbula pediátrica.[3]

O processo começa com um tratamento amável do paciente, assegurando que a criança está envolvida no diálogo e que é estabelecida uma confiança, que é transferida para os pais, que ajudarão durante as fases mais desconfortáveis do exame e do tratamento. Além disso, esta confiança também ajuda a lidar com as consequências psicológicas sentidas pelo doente.[4]

Deve ser cuidadosamente considerada a possibilidade de perturbações de crescimento a longo prazo secundárias a vários locais de fratura e tipos de tratamento.[57]

As principais condições para uma cicatrização óssea bem sucedida são: tratamento específico precoce, redução morfológica dos fragmentos ósseos, imobilização e prevenção da infeção.

As várias técnicas preconizadas na literatura para o tratamento das fracturas mandibulares variam, desde ligaduras e aparelhos externos, aparelhos extra-orais e intra-orais, fios mono maxilares, fios intermaxilares, placas e parafusos. Recentemente, em vários relatos de casos, as fracturas mandibulares em crianças sem deslocação dos fragmentos foram tratadas de forma conservadora com talas dentárias, talas oclusais com fios circum-mandibulares e placas absorvíveis, sendo todos eles bem elegíveis e bastante eficazes.[8]

As fracturas da mandíbula produzem invariavelmente má oclusão se não forem tratadas corretamente. O conhecimento da anatomia, do osso e da dentição é, portanto, um pré-requisito absoluto para o tratamento adequado das fracturas da mandíbula.

CAPÍTULO 2 : Contexto histórico

De acordo com o Papiro Cirúrgico de Edwin Smith, a primeira menção registada ao diagnóstico e tratamento de fracturas mandibulares data de 1650 a.C.[4]

O "pai da medicina", Hipócrates, também discutiu o uso de fios dentários circunferenciais para o tratamento de fracturas da mandíbula em alguns dos seus primeiros trabalhos.[4]

Salicetti, em 1275, foi o primeiro a propor a fixação maxilomandibular como um remédio para lesões mandibulares.[9] No século XIX, foram concebidas numerosas talas, sendo as mais importantes as de Gunning (1866) e Bean (1865). Este período ficou conhecido como a "era protética" no tratamento das fracturas. Embora seja um conceito fundamental no tratamento contemporâneo das fracturas faciais, o conceito de FGM de Salicetti[1] S desapareceu durante séculos até que Gilmer aplicou a técnica clinicamente e descreveu a sua utilidade com mais pormenor nos Estados Unidos em 1887.[9] Gilmer reformou o tratamento da fratura mandibular utilizando barras fixas de arco completo na maxila e na mandíbula.[9]

Apesar de algumas tentativas iniciais de fixação interna rígida, durante a maior parte do século XX[9], o tratamento das fracturas mandibulares e maxilares limitou-se à aplicação de ligaduras, à fixação maxilomandibular ou a talas do tipo Gunning para os desdentados. Luhr (década de 1960) desenvolveu a placa de compressão mandibular de vitallium através da sua investigação sobre a fixação rígida do esqueleto facial. Luhr e Spiessl reintroduziram a ideia da utilização de placas ósseas em miniatura na reparação de fracturas mandibulares em 1968 e 1972.[9]

Year	Author	Treatment Of Mandible Fracture
1650 BC	Papyrus	first recorded mention of diagnosing and treating mandibular fractures
356 BC	Hippocrates	discussed circumferential dental wiring
1275	Salicetti	first to propose maxillomandibular fixation
1865 and 1866.	Gunning and Bean	This period was known as "Prosthetic era" in fracture management.
1887	Gilmer	used fixed full arch bars
1960	Luhr	developed the vitallium mandibular compression plate
1968 and 1972	Luhr and Spiessl	reintroduced the idea of utilizing miniature bone plates
2001	Lloyd et al	published the first report on the use of a vacuum-formed splint

Quadro 1

Em 1976, vários trabalhadores continuaram a desenvolver técnicas de redução aberta e fixação interna (ORIF) e desenvolveram os princípios atualmente defendidos pela Arbeitsgemeinschaft fur Osteosynthesefragen (Associação para a Osteossíntese/Associação para o Estudo da Fixação Interna (AO/ASIF).[9]

A fixação interna rígida deve neutralizar as forças (compressão, torção, tensão, cisalhamento) desenvolvidas durante a carga funcional da mandíbula para permitir a função imediata, o que foi conseguido através de placas de compressão inter-fragmentárias.

Utilização de uma placa de bordo superior ou de barras de arco para contrariar as forças de tração ou tensão no bordo superior[10] e utilização de uma placa de bordo inferior para contrariar as forças de compressão.

As placas de reconstrução AO criaram um impacto na gestão de fracturas mandibulares infectadas e cominutivas. Verificou-se uma taxa de infeção de 7,5% no tratamento de fracturas do ângulo mandibular com uma placa de reconstrução AO sem fixação intermaxilar (IMF), conforme relatado por Ellis.

O paciente pediátrico é um desafio para gerir e a gestão é extremamente complicada, especialmente na fase de dentição mista. Os princípios que regem a gestão das fracturas mandibulares diferem nas crianças. Na maioria dos casos, é geralmente indicada uma abordagem conservadora.[18]

O objetivo do tratamento destas fracturas é restaurar a arquitetura óssea subjacente para a posição anterior à lesão, de forma estável, tão pouco invasiva quanto possível, com um mínimo de comprometimento estético e funcional residual.[11]

Devido à elevada vulnerabilidade da disposição do dente e ao crescimento do osso mandibular, aplica-se o princípio "primum nil nocere", o que significa que o tratamento conservador não invasivo das fracturas através de ligaduras de imobilização deve ser preferido a um tratamento primariamente cirúrgico da fratura. A redução aberta e a osteossíntese da fratura pediátrica com placas e parafusos de titânio e placas e parafusos orabsorvíveis acarretam riscos de um efeito negativo no crescimento do esqueleto e de danificação de dentes não irrompidos. Assim, a redução fechada é geralmente defendida.[12]

O tratamento da fratura mandibular em crianças depende do tipo de fratura e da fase de desenvolvimento esquelético e dentário. O crescimento mandibular e o desenvolvimento da dentição são as principais preocupações no tratamento das fracturas mandibulares pediátricas. Nos adultos, está indicada a redução e fixação absolutas da fratura, ao passo que nas crianças é necessária uma manipulação mínima do esqueleto facial. O pequeno tamanho da mandíbula, os centros de crescimento ósseo activos existentes e os dentes decíduos apinhados com botões de dentes permanentes localizados muito perto dos nervos mandibular e mental aumentam significativamente os riscos relacionados com a terapia das fracturas mandibulares pediátricas e as suas anomalias relacionadas com o crescimento.[13]

Na dentição decídua completa, a fixação da barra de arco ou a cablagem é difícil devido à morfologia dos dentes decíduos, uma vez que a área de convexidade máxima se encontra no terço gengival da coroa, resultando no deslizamento dos fios. As raízes dos dentes decíduos não toleram a força necessária para apertar os fios. As miniplacas requerem cuidado para não ferir os botões dentários dos dentes permanentes e podem ter de ser removidas após a osteossíntese em crianças em crescimento.

As placas reabsorvíveis eliminam a necessidade de um segundo procedimento cirúrgico para a remoção, mas existe o risco de danificar os botões dentários.

As talas de cobertura são o bom e velho remédio que dá jeito para tratar as fracturas pediátricas. No entanto, as talas de cobertura tradicionais feitas de aço ou acrílico são complicadas de fazer e necessitam de um técnico para as fazer. Além disso, são muito espessas e podem interferir com a oclusão. Além disso, consomem muito tempo a colocá-las nos dentes para reduzir a fratura.[14]

Por outro lado, as talas termoformadas que foram inicialmente utilizadas como moldeiras de branqueamento, podem ser utilizadas como Splints. Estão disponíveis em espessuras de 1 mm, 2 mm, 3 mm e 4 mm e podem ser cortadas com uma tesoura ou brocas de acrílico. Espessuras de 2 mm e superiores proporcionam uma imobilização adequada dos fragmentos de fratura.[15]

Lloyd et al[16] publicaram o primeiro relatório sobre a utilização de uma tala formada a vácuo para o tratamento de fracturas condilares num paciente pediátrico. Tratava-se de um método simples e eficaz de tratar fracturas condilares unilaterais deslocadas com perturbação oclusal, utilizando talas de folha termoplástica formadas a vácuo com presilhas de arame coladas. Os grampos permitem a fixação intermaxilar sob a forma de elásticos ortodônticos, que guiam e mantêm a oclusão em relação cêntrica.[16]

Uma revisão da literatura inglesa sobre o uso de talas moldadas a vácuo no tratamento de fraturas de mandíbula em pacientes pediátricos revelou seis casos relatados (Tabela 2). [1621]

Tem sido utilizado em pacientes do sexo masculino e feminino com uma faixa etária de 4-13 anos. Todos os casos relatados estavam relacionados com o tratamento de fracturas mandibulares, incluindo três fracturas da parassínfise, uma da sínfise, uma do côndilo e uma fratura mandibular múltipla.

Tabela 2. Uma revisão das talas formadas a vácuo no tratamento de fracturas da mandíbula em idade pediátrica [16-21]

Sr. no.	Author; Year of reporting	Age/ Sex	Site of fracture	Stabilization method	Modification	Outcome
1	Lloyd T. et al; 2001[2]	13/F	Left condyle fracture	Cementation	Incorporated arch bar hooks for IMF	Adequate mouth opening and occlusion in centric relation
2	Emmanuel A. et al; 2010[3]	4/F	Parasymphysis fracture	Circum-mandibular wiring	None	Stable occlusion
3	Choubey S. et al; 2014[4]	9/M	Parasymphysis fracture	Cementation	None	No signs of inflammation and healthy healing at fracture site
4	Reddy KH.et al; 2016[5]	4/M	Parasymphysis fracture	Circum-mandibular wiring	None	No mobility at the fracture site
5	Nilesh K. et al; 2016[6]	5/M	left parasymphysis, left ramus and right body of mandible	Cementation	Incorporated arch bar hooks for IMF	Good dento-gingival health and stable occlusion
6	Sanu O. et al; 2017[7]	6/M	Symphysis fracture	Circum-mandibular wiring	None	Stable occlusion

F= female, M=male,

Emmanuel et al[24] utilizaram uma folha espessa de termoformagem (2 mm de espessura) como método de imobilização de

a fratura mandibular (fratura da parassínfise) para adaptar uma tala utilizando a máquina de termoformagem BIOSTAR e a tala foi cortada para se ajustar ao molde.

As talas moldadas a vácuo são vantajosas porque não são invasivas e preservam a anatomia da mandíbula e os botões dentários em desenvolvimento, permitindo a mastigação e a fala sem qualquer deformidade funcional.

As margens estreitamente contornadas da tala de plástico permitem a retenção mecânica através do encaixe da dentição e dos rebaixos ósseos. No entanto, são necessários meios adicionais de estabilização quando se trata de um segmento de fratura deslocado, o que pode ser conseguido mecanicamente através de fios cirucumandibulares ou quimicamente, utilizando um cimento de cimentação para unir a tala aos dentes.[25]

Khatri et al[26] no seu relato de caso descreve e avalia a técnica conservadora da tala acrílica no tratamento da fratura pediátrica da mandíbula numa criança do sexo feminino de 12 anos de idade. A paciente com fratura mandibular isolada foi tratada com tala acrílica e fio interdentário, seguida de avaliação da cicatrização clínica e radiográfica, bem como do estado somatossensorial. A paciente demonstrou união clínica à sua oclusão pré-lesão em três a quatro semanas.

Reddy KH et al[20] relataram um caso de um rapaz de 4 anos de idade com fratura do corpo da mandíbula, tratado por redução fechada utilizando talas termoformadas e fios circunmandibulares. E concluíram que as talas termoformadas como método de imobilização de fracturas mandibulares pediátricas são uma técnica nova e fácil, que consome menos tempo.

Sanu 00 et al[22] relataram o caso de um menino de 6 anos de idade com uma fratura da sínfise mandibular que foi tratada com sucesso através de redução fechada utilizando uma tala termoplástica formada a vácuo e um fio circunmandibular durante seis meses de acompanhamento.

Kocabay et al[23] referiram no seu relato de caso que uma abordagem conservadora (observação ou redução fechada) é a melhor abordagem a considerar em primeiro lugar para as fracturas da mandíbula, utilizando uma tala cirúrgica pré-fabricada em acrílico que foi fixada aos dentes utilizando acrílico autopolimerizável, proporcionando uma estabilização adequada para os segmentos fracturados, evitando a fixação intermaxilar. O acompanhamento de 6 meses não mostrou atraso na erupção dos dentes, nem desarmonia oclusal e nenhum sinal de problemas na ATM.

CAPÍTULO 3 : EPIDEMIOLOGIA

As fracturas da mandíbula são raras nas crianças com menos de 5 anos.[5,6,7 , 2426]

As fracturas pediátricas da mandíbula representam 32,7% de todas as fracturas faciais, seguidas das fracturas do osso nasal (30,2%) e das fracturas do terço médio da face/zigoma (28,6%).[26]

Existem alguns padrões peculiares de localização da fratura da mandíbula.

* O côndilo é o local de fratura mais comum em pacientes pediátricos, sendo responsável por 40% a 70% das fracturas mandibulares.

* As fracturas condilares unilaterais são mais comuns do que as bilaterais, sendo as bilaterais observadas em cerca de 20% das vezes. [2730]

* As fracturas da sínfise são responsáveis por cerca de 2% a 30% de todas as fracturas da mandíbula.[5,6,7,24,25]

* As fracturas sinfisárias e parassinfisárias ocorrem mais frequentemente em crianças do que em adultos, o que pode ser parcialmente explicado pela presença de botões dentários caninos em desenvolvimento, resultando num ponto de tensão no bordo inferior da mandíbula.[29]

Após a erupção do canino, o osso preenche este local vulnerável, tornando-o mais durável. Ao atingir a adolescência, os padrões de localização das fracturas tornam-se semelhantes aos do adulto, com um aumento das fracturas do corpo da mandíbula.

° Os locais de fracturas múltiplas ocorrem em cerca de 40% a 60% dos casos e são mais frequentes em crianças adolescentes. [3133]

Os acidentes com veículos motorizados e as quedas são responsáveis pela maioria das fracturas mandibulares pediátricas.

À medida que as crianças envelhecem, uma maior proporção das suas lesões está associada a acidentes desportivos. Na adolescência (e também na idade adulta), o maior número de fracturas resulta de agressões. [3133] Em geral, as fracturas da mandíbula podem ter uma elevada taxa de lesões associadas que afectam normalmente a cabeça, a face e a coluna vertebral.

Estudos demonstraram que mais de 75% dos pacientes com fratura mandibular tinham lesões adicionais, incluindo 8% com fracturas associadas do terço médio da face.[32,33] As fracturas associadas do terço médio da face são mais comuns em crianças adolescentes do que em crianças mais jovens. Quer seja avaliada clinicamente ou com exames de imagem adicionais, a avaliação cuidadosa da coluna cervical é uma parte necessária da avaliação de um paciente pediátrico com uma lesão traumática da mandíbula.

INCIDÊNCIA

A incidência de fracturas pediátricas da mandíbula, como demonstrado na revisão de Imahara do National Trauma Data Bank de 2001 a 2005, não é insignificante.

Imahara verificou que, entre 12 739 pacientes pediátricos diagnosticados com fracturas faciais, a fratura mais comum foi a da mandíbula (32,7%).[5,24,26]

Uma análise recente do Healthcare Cost and Utilization ProjecTs National Emergency Department Sample demonstrou que as fracturas da mandíbula (definidas como fracturas em doentes com 18 anos de idade ou menos) têm um rácio de 4: 1 entre homens e mulheres e uma idade média geral de 14 anos.

As principais etiologias das fracturas da mandíbula neste estudo incluíram quedas (17%), colisões de veículos motorizados (13%) e agressões (8%). O mecanismo de trauma varia de acordo com a idade, sendo a principal causa, tanto no sexo feminino como no masculino, em pacientes com menos de 12 anos de idade, as quedas, enquanto as populações de pacientes do sexo masculino e de adolescentes mais velhos ($\geq$12 anos) tiveram a agressão como principal causa de fratura da mandíbula.[34]

O local da fratura também varia de acordo com a idade. Owusu e colegas analisaram mais de 1200 fracturas da mandíbula em pacientes pediátricos, revelando que os locais anatómicos mais frequentemente fracturados da mandíbula variavam consoante a idade.[34]

Isto resulta provavelmente de dois factores: **primeiro,** o desenvolvimento da dentição, que provocaria alterações nos pontos fracos da mandíbula à medida que os dentes se desenvolvem e erupcionam, **e segundo,** a alteração dos mecanismos com base nas actividades comuns específicas de cada grupo etário. Os pacientes jovens ($\leq$12 anos de idade) fraturaram mais frequentemente o côndilo (27,9%), enquanto o local mais comum de fratura dos pacientes mais velhos foi o ângulo (17,6%).[34]

Vários estudos adicionais demonstraram que, embora muitas fracturas pediátricas do côndilo mandibular ocorram isoladamente, até 20% apresentam fracturas bilaterais do côndilo. [28,29 ,35] As fracturas da mandíbula também ocorrem com lesões concomitantes em outras regiões que não a face em cerca de 65% dos doentes traumatizados. [36,37]

As forças que são significativas para fraturar uma mandíbula pediátrica têm uma elevada probabilidade de lesão concomitante.

As lesões associadas às fracturas da mandíbula incluem outras fracturas faciais (13%), lesões dos tecidos moles faciais (34%), coluna vertebral (0,9%-4,4%), neurocrânio (8,5%-34%), extremidades (9,1%-16,4%), tórax (1,8%) e lesões abdominais (1,6%). [32,36,37] As lesões concomitantes variam consoante o mecanismo de lesão.

Embora as consultas de urgência que envolvem fracturas faciais sejam relativamente pouco frequentes (0,03%), [34] todos os cirurgiões são notificadores obrigatórios de suspeitas de abuso de crianças - qualquer suspeita do mecanismo/lesão deve provocar a notificação através dos canais adequados para investigação e qualquer intervenção necessária. [38]

CAPÍTULO 4: ETIOLOGIA

Os mecanismos de lesão variam de série para série, com acidentes de viação, quedas e lesões relacionadas com o desporto a contribuírem significativamente. [3943]

Numa série de 81 pacientes analisados por Posnick et al., os acidentes com veículos motorizados foram responsáveis por 50% de todas as fracturas mandibulares, sendo as quedas (23%) e as lesões relacionadas com o desporto (15%) responsáveis pela maioria das restantes fracturas.[39]

Siegel et al[40] constataram que as altercações são a causa mais comum de lesões (35%), juntamente com os acidentes de viação (28%), os acidentes de bicicleta (12%) e as quedas (7%).

Na maioria das séries, a proporção de lesões atribuídas a altercações e lesões relacionadas com o desporto aumentou com a idade. De forma surpreendente, uma grande proporção de pacientes com fracturas mandibulares (30 a 60 por cento) também apresenta uma lesão intra-abdominal, neurocraniana ou ortopédica grave associada - atestando a força necessária para afetar tais lesões.[25,41]

A etiologia das fracturas mandibulares nas crianças é diferente da dos adultos. Os acidentes com veículos motorizados, as quedas e os desportos são as causas mais comuns de fracturas mandibulares na maioria dos países. Ao contrário do que acontece com as crianças mais novas, nas crianças mais velhas as lesões desportivas aumentam normalmente devido à menor supervisão dos pais, o que leva a um aumento do risco de lesões graves. [39,414446]

A causa mais comum de fratura mandibular foi o MVA (acidente de viação), tal como relatado por outros.[17,18] Esta causa tem vindo a diminuir devido às leis que obrigam à utilização de cintos de segurança e cadeiras auto para as crianças.

Zachariades et al[48] verificaram, na sua série de casos, uma elevada incidência de fracturas devidas a coices de cavalos, provavelmente porque o hospital se situa numa enorme região agrícola, onde a atividade ao ar livre das crianças é feita em quintas, sem supervisão e adjacente aos animais.

Glazer et al[49] relataram em seu estudo que não foi encontrado nenhum caso de fratura mandibular devido a abuso infantil. Alguns autores relataram casos desse tipo, principalmente como resultado de violência para silenciar o choro da criança.[47]

Tabela 3 Causas de fratura mandibular em vários grupos etários (N = 61)[51]

	Group A	Group B	Group C	Total
Motor vehicle accident	6	9	22	37 (60%)
Common falls	3	10	1	14 (23%)
Horse kick		3	5	8 (13%)
Bicycle accidents			1	1 (2%)
Sports accidents			1	1 (2%)
Total	9	22	30	61 (100%)

Sheta et al[50] no seu estudo incluíram dez crianças com fratura mandibular deslocada. Todas eram do sexo masculino e as suas idades variavam entre os 4 e os 4 anos, com uma idade média de 7 anos.[50]

Os acidentes de viação e as quedas foram as principais causas de fratura da mandíbula nas crianças envolvidas no seu estudo, o que também está de acordo com os estudos de outros autores. (Tabela 3).[51]

Akram et al[52] referiram no seu estudo que os principais factores etiológicos em doentes pediátricos eram as quedas, as lesões relacionadas com o desporto e os acidentes de viação, estando as quedas no topo.

Nos países do subcontinente indiano, o arvorismo, o lançamento de papagaios e as pequenas casas de vários andares são factores comuns associados à ocorrência de traumatismos por queda em idade precoce.[53]

Um estudo de Roccia et al[54] analisou a etiologia e os padrões das lacerações faciais de tecidos moles associadas a fracturas maxilofaciais em 960 doentes. Os resultados mostraram que o queixo era o local mais frequente de lacerações faciais após fracturas maxilofaciais e eram mais comuns após quedas (incluindo acidentes de bicicleta) e acidentes com veículos motorizados. Verificou-se uma forte associação entre lacerações e fracturas na região do queixo na sua população de doentes.

CAPÍTULO 5 : ANATOMIA

- A mandíbula pediátrica é uma estrutura dinâmica cuja anatomia é melhor compreendida em fases de intervalo relevantes para a terapia cirúrgica.

- Do ponto de vista funcional, o desenvolvimento mandibular fornece a base para as relações oclusais normais e a produção de força mastigatória significativa. Através do aumento do tamanho do ramo, do corpo e do processo alveolar e da erupção dos dentes, o crescimento da mandíbula ocorre em paralelo com o do complexo nasomaxilar e da dentição. Através deste crescimento recíproco, obtém-se uma oclusão correta.

- A mandíbula em crescimento é também um alojamento para os botões dentários que acabarão por se desenvolver na dentição permanente.

Ao nascimento, a mandíbula é composta por corticais relativamente finas com botões dentários que ocupam a maior parte do volume do corpo. À medida que o desenvolvimento continua e as cargas mastigatórias se tornam cada vez maiores, a composição da mandíbula e dos tecidos moles circundantes altera-se.[55] (Figura. 2)

- A mandíbula passa a ser composta de osso cortical mais espesso, enquanto os músculos cada vez maiores do complexo mastigatório e da faringe substituem as camadas substanciais de tecido adiposo que a circundam. Além disso, os botões dentários ocupam uma percentagem muito menor do volume mandibular. Estas alterações produzem não só uma estrutura mais robusta e melhor adaptada ao aumento das cargas mastigatórias, mas também diferentes padrões de fratura.

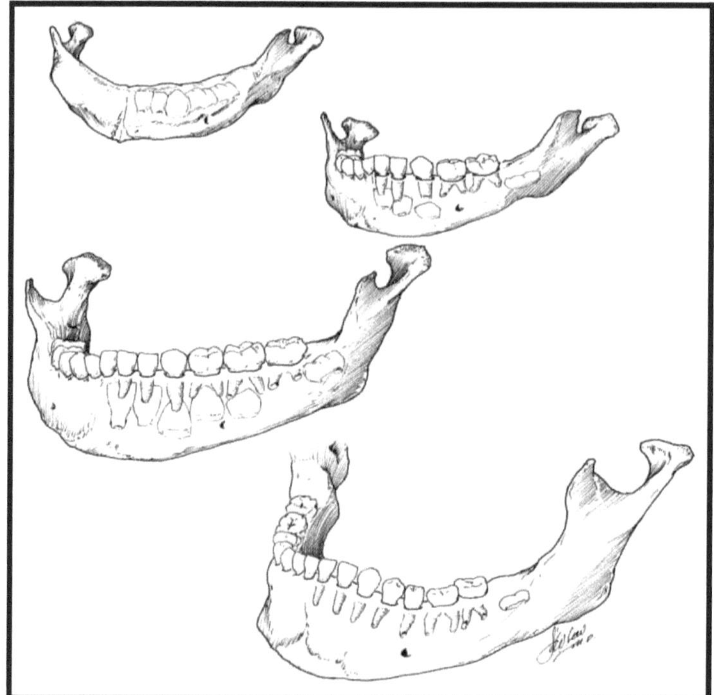

Figura. 2. A mandíbula em desenvolvimento em idades selecionadas ao longo do crescimento.
A.   A mandíbula humana ao nascimento. O ângulo goníaco obtuso, a presença de botões dentários, corticais finas, forame mental de baixa definição entre a cúspide decídua e o primeiro molar, e côndilos pequenos.
B.   A mandíbula aos 2,5 anos de idade, a erupção da dentição decídua e a presença de botões dentários situados na parte inferior da região parassinfisária.
C.   A mandíbula aos 6 anos de idade. A predominância crescente de botões dentários, alargamento do processo alveolar e aumento da altura do côndilo.
D.   A mandíbula aos 12 anos de idade. Ausência de botões dentários, com exceção do segundo e terceiro molares, aumento da altura do ramo e aumento da distância entre os botões dentários e o bordo inferior da mandíbula.

- Para atingir estes objectivos funcionais, a mandíbula tem de sofrer alterações pós-natais significativas na sua estrutura óssea. Em qualquer momento, os vectores dominantes do crescimento mandibular são uma função de locais temporo-espaciais específicos de deposição e reabsorção óssea.

- Embora os mecanismos subjacentes à remodelação óssea não sejam totalmente compreendidos, é amplamente aceite que o processo recebe contribuições de centros de crescimento primários e *uma* série de respostas locais à força biomecânica através de uma matriz funcional de tecidos moles circundantes. [5559]

- Embora a presença de uma determinada subunidade mandibular e dos seus tecidos circundantes seja geneticamente determinada, o desenvolvimento dessa subunidade, e a sua subsequente manutenção, é função das tensões mecânicas locais a que está sujeita. Este processo de remodelação óssea é exemplificado de forma mais marcante através do crescimento dos côndilos e do ramo. Tradicionalmente, o crescimento de uma porção significativa do corpo e do ramo tem sido atribuído à presença de um centro de crescimento dentro da cartilagem condilar. À medida que a placa de crescimento dentro da cartilagem sofre ossificação endocondral e cresce numa direção superior e posterior, a mandíbula é deslocada anterior e inferiormente através daquilo a que Enlow e Hanis se referiram como "deslocalização de área".[55]

- Por sua vez, o colo condilar em crescimento é remodelado para contribuir para a porção posterior do ramo, num processo elucidado há mais de dois séculos por Hunter[60] e aperfeiçoado por Brodie.[61] A importância primária da cartilagem condilar tem sido sugerida por numerosos relatórios clínicos que documentam o efeito deletério das lesões condilares no crescimento craniofacial. [6264] Após essas lesões, subgrupos de pacientes invariavelmente apresentam distúrbios de crescimento, anquilose e má oclusão.

- Relatos clínicos em humanos documentaram a capacidade significativa de remodelação da mandíbula após uma lesão condilar.[65,66] Além disso, estudos utilizando um modelo de rato sugerem que a diminuição das tensões mastigatórias pode resultar em hipoplasia do côndilo mandibular.[67] Outros estudos sugerem que, para a maioria das estruturas mandibulares, o crescimento dos componentes dos tecidos moles da cavidade oral e da faringe fornece o impulso para o crescimento através da sua estimulação da deposição óssea periosteal e endosteal.[68]

Em última análise, é provável que a remodelação mandibular seja um processo complexo caracterizado por um conjunto diversificado de mecanismos. Para além disso, os locais de remodelação óssea mudam marcadamente durante o desenvolvimento, servindo diferentes propósitos funcionais em cada fase.[59]

- O principal suprimento arterial para a mandíbula é a artéria alveolar inferior (um ramo da artéria maxilar interna).
- A veia alveolar inferior associada completa o feixe neurovascular que entra no forame mandibular proximalmente e se divide na região do primeiro molar em um ramo incisivo que continua anteriormente dentro da mandíbula e um ramo mental que sai no forame mental.

LIGAÇÕES MUSCULARES;

Este osso mandibular fornece ligações a vários músculos em vários locais. (Figura 3).

Os músculos emparelhados são:

- pterigóides medial e lateral,
- masseter,
- temporalis,
- músculos digástricos,
- mentalis,
- bucinador e,
- platisma.

- Na face medial do corpo da mandíbula existe uma fixação para o músculo milo-hióideo e na face lingual anterior existe uma fixação para os músculos digástrico, genioglosso e geniohióideo.
- Esta unidade músculo-esquelética complexa proporciona a capacidade para as funções vitais básicas, como a fala e a mastigação. Uma lesão na mandíbula pode levar ao seu comprometimento e a sua reparação adequada é necessária para restabelecer a forma e a função.

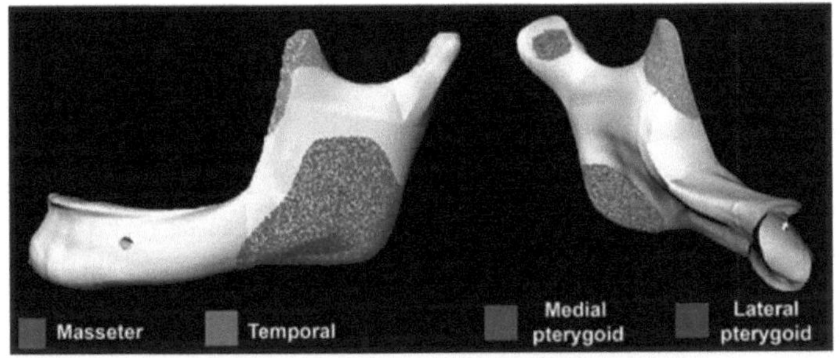

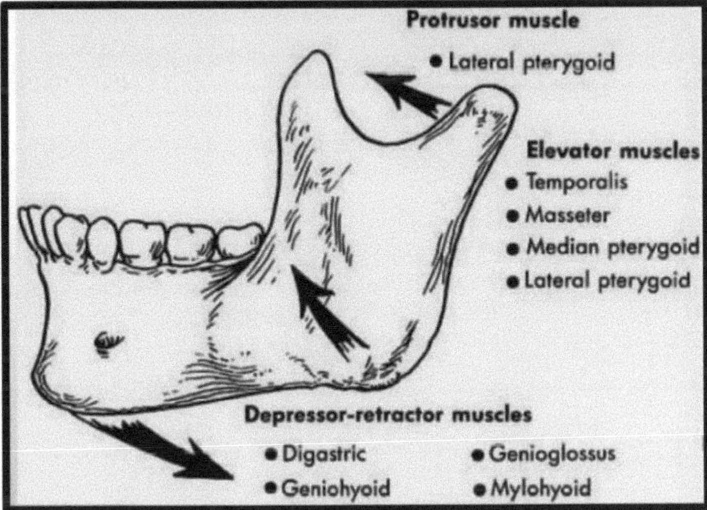

Figura.3: Fixação de diferentes músculos em diferentes locais

<u>**ABASTECIMENTO DE NERVOS**</u>

- A terceira divisão do nervo trigémeo (nervo craniano V) fornece inervação sensorial à mandíbula depois de sair do forame oval. Este nervo também fornece inervação aos músculos da mastigação (músculos masseter, temporal e pterigóideo medial/lateral).[68]

- A mandíbula, *um* derivado do primeiro arco faríngeo, origina-se de células da crista neural que se deslocam ventralmente para assumir a sua posição dentro das prominências mandibular e maxilar durante a quarta semana após a conceção.

- Após a formação da divisão mandibular do nervo trigémeo, as interações entre o ectomesênquima mandibular e o epitélio do arco mandibular resultam na formação de uma membrana osteogénica entre os dias 36 e 38 de desenvolvimento (Figura 4).[69]

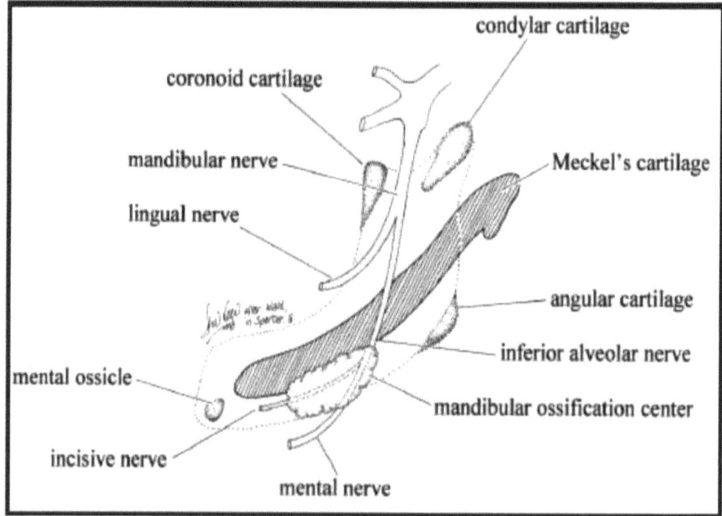

Figura. 4. Diagrama esquemático do desenvolvimento embriológico da mandíbula pré-natal. A cartilagem de Meckel (área listrada), a estrutura primitiva para o crescimento mandibular, sofrerá obliteração óssea quase total na 24ª semana após a conceção. Os remanescentes na borda dorsal transformar-se-ão nos ligamentos esfenomandibular e maleolar anterior. As cartilagens secundárias do coronoide, côndilo, ossículos mentais e cartilagem angular contribuirão para estruturas músculo-esqueléticas mais tarde no desenvolvimento.

- A cartilagem de Meckel, o modelo inicial não ossificante para o crescimento mandibular precoce, forma-se entre 41 e 45 dias após a conceção.[70,71]

- Na sexta semana de vida, forma-se *um* único centro de ossificação para cada metade da mandíbula, lateral à cartilagem de Meckel, na bifurcação do nervo e da artéria alveolares inferiores nos seus ramos mental e incisivo.[72]

- Além disso, a deposição óssea começa a avançar superiormente em torno dos feixes neurovasculares para fornecer uma estrutura óssea para os dentes em desenvolvimento.[69]

- A articulação temporomandibular primitiva começa a organizar-se durante a sétima e oitava semanas de desenvolvimento, com a condensação de um presumível côndilo e discos articulares. Às 9 semanas de desenvolvimento, após o início dos movimentos musculares do aparelho mastigatório, ocorre a cavitação da articulação inferior. Este processo resulta na formação de uma cápsula articular reconhecível na décima primeira semana.[73]

- Entre a décima e a décima quarta semanas de desenvolvimento, formam-se cartilagens secundárias que acabarão por dar origem a (Figura 4):
  a. o processo coronoide,
  b. protuberância mental, e
  c. cabeça do côndilo.

A cartilagem secundária do processo coronoide dá origem a osso intermembranoso adicional e contribui para a formação do músculo temporal. As cartilagens secundárias da protuberância mental formam ossículos no tecido fibroso da sínfise.[74]

- A cartilagem secundária do côndilo é a forma primitiva do futuro côndilo, fornecendo o material cartilaginoso que irá proporcionar o estímulo para a ossificação endocondral do colo do côndilo mais tarde no desenvolvimento.

- Durante este período e, posteriormente, ao longo do desenvolvimento, a cartilagem condilar assume uma organização estratificada com cinco camadas principais.[75]
  a. cartilagem articular,
  b. células condroprogenitoras,
  c. condroblastos,
  d. condrócitos hipertróficos não mineralizados,
  e. condrócito hipertrófico mineralizado.

Esta organização celular permite que a articulação funcione tanto como uma superfície articular como um local de deposição óssea, com o primeiro osso endocondral a ser depositado durante a décima quarta semana após a conceção. Com o aumento da idade, a porção articular da cartilagem condilar aumenta de espessura, enquanto os tamanhos das células condroprogenitoras e dos condroblastos permanecem relativamente estáveis.[76]

- Após a formação dos componentes primários da mandíbula, a estrutura cresce a uma taxa linearmente relacionada com a idade gestacional e o peso do feto.[76] Às 24 semanas de gestação, quase toda a cartilagem de Meckel é substituída por osso intermembranoso.
- Dorsalmente, na articulação temporomandibular, porções do pericôndrio fibroso associadas à cartilagem de Meckel transformam-se nos ligamentos esfenomandibular e esfenomaleolar.[69]

Perto do fim do desenvolvimento pré-natal, a cartilagem secundária do côndilo é quase toda substituída por osso, exceto a extremidade superior, que persiste até à idade adulta, actuando como cartilagem de crescimento e cartilagem articular.

A formação da dentição decídua é observada pela primeira vez aos 4,5 meses após a conceção, sendo que a calcificação dos incisivos centrais e laterais ocorre nessa altura. O crescimento da cartilagem condilar e a remodelação do tecido ósseo mandibular em osso trabecular maduro são processos que, em certa medida, dependem da produção de tensão mecânica pelo aparelho mastigatório fetal.[69]

<u>ANATOMIA DA MANDÍBULA EM DESENVOLVIMENTO PÓS-NATAL</u>

- Os pontos de referência essenciais da anatomia mandibular estão presentes à nascença, mas diferem marcadamente dos do adulto, como se pode ver na (Figura 2). À nascença, a mandíbula é constituída por dois ossos individuais ligados por uma porção cartilaginosa ainda não ossificada na sínfise mentoniana.
- O corpo, embora grande em proporção às outras partes da mandíbula, é uma estrutura relativamente pouco desenvolvida que serve principalmente como uma concha para os dentes decíduos não irrompidos.

- E o ângulo da mandíbula é obtuso (175 graus), o ramo é pequeno em comparação com o corpo e o processo coronoide é de tamanho relativamente grande, projectando-se acima do nível do côndilo. Vistos axialmente, os processos condilares encontram-se numa linha reta quase contínua em relação ao corpo, estando os côndilos fixados na fossa mandibular do osso temporal pelos ligamentos capsular e temporomandibular.[77]

Neste ponto do desenvolvimento, a articulação temporomandibular é comparativamente frouxa, com a estabilidade sendo amplamente dependente da cápsula que envolve a articulação. Além disso, a fossa mandibular é relativamente plana, fornecendo pouca estabilidade estrutural adicional.[69]

Embora imaturos no seu tamanho, os anexos musculares diferem pouco em posição dos do adulto. Além disso, o osso está rodeado por uma quantidade generosa de tecido adiposo. A mandíbula abriga as cavidades de dois incisivos, um canino e dois dentes molares decíduos neste estágio de desenvolvimento e carece de muito osso cortical denso. Quase equidistantes do bordo inferior da mandíbula, os botões dentários constituem uma parte significativa do volume mandibular.[78] Perto da parte inferior do osso, encontra-se um canal mandibular considerável. O forame mental também emerge abaixo da localização do primeiro molar ou canino decíduo e projeta-se anterior e superiormente. [7780]

- Desde o nascimento até cerca dos 3 anos de idade, a mandíbula pós-natal começa a sofrer as alterações de depósito e reabsorção que abrem espaço para a dentição em desenvolvimento e fornecem a estrutura da sua arcada dentária.

- Os dois segmentos da mandíbula, antes separados por cartilagem, unem-se por ossificação na sínfise no primeiro ano, deixando um traço de separação que pode ser visível no bordo inferior da mandíbula. A porção anterior da superfície labial do corpo sofre deposição óssea e reabsorção do lado lingual.

- Isso produz um alongamento do corpo mandibular, um processo que fornece comprimento para acomodar a dentição decídua e os três dentes adicionais que se desenvolverão nessa parte.[81] Após o aumento do uso dos dentes e o brotamento da dentição decídua e permanente, a porção anterior do corpo e o processo alveolar atingem uma altura vertical maior do que a secção posterior do corpo que fica atrás da linha oblíqua (Figura 2).

- A remodelação do processo coronoide aumenta ainda mais o crescimento das arcadas dentárias, com a reabsorção ocorrendo no lado vestibular e a deposição no lado lingual em um padrão de V alargado, como descrito por Enlow.[55,59] Nos primeiros 3 anos de vida, o forame mental está localizado relativamente anterior, geralmente entre o canino decíduo e o segundo molar decíduo.

- Durante esse período de desenvolvimento, a dentição decídua sofre erupção em gradiente mesiodistal e formação completa de todas as suas raízes, sendo que a cúspide decídua forma sua última raiz aos 3,2 anos de idade. Como anteriormente, os botões dentários quase se aproximam da margem inferior da mandíbula (Figura 2). No terceiro ano de vida, inicia-se o crescimento mandibular ao longo dos vectores que irão predominar durante grande parte do desenvolvimento subsequente. [55,60]

A deposição óssea na porção medial do ramo em desenvolvimento, combinada com o crescimento posterior através da tuberosidade lingual, serve para aumentar ainda mais o tamanho das arcadas dentárias. O crescimento dos côndilos nas direcções superior e posterior resulta num aumento do comprimento vertical do ramo. Esse ramo recém-formado, por sua vez, remodela-se de forma complexa (Figura 5), um processo que é facilitado pela reabsorção periosteal e deposição óssea endosteal em grande parte do colo condilar e do ramo ascendente. [59,60] Como consequência, o ângulo mandibular torna-se mais agudo (140 graus no quarto ano), proporcionando maior espaço para o desenvolvimento da dentição permanente. [77]

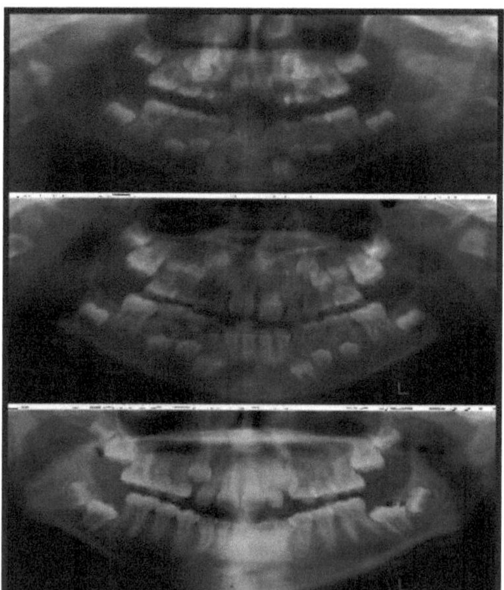

Figura.5 Radiografias panorâmicas de pacientes aos 7, 8 e 12 anos de idade. (Acima) Paciente com 7 anos de idade, na fase de dentição mista. (Centro) Paciente com 8 anos de idade, na fase de dentição mista. (Abaixo) Paciente com 12 anos de idade. Observe o aumento da distância entre as raízes dentárias e o bordo inferior da mandíbula.

26

- Entretanto, os crescimentos em forma de asa dos processos coronóides sofrem deposição nas suas superfícies linguais, com reabsorção simultânea no lado vestibular. Isto fornece ainda mais massa óssea para os arcos dentários e aumenta o crescimento vertical com apenas um pequeno alongamento lateral dos côndilos.[59]

- O canal mandibular situa-se um pouco acima do nível da linha milo-hióidea.[77] Com o término da formação radicular, a dentição decídua torna-se cada vez mais estável dos 2 aos 5 anos de idade. No entanto, os botões dentários da dentição permanente ainda se aproximam do bordo inferior da mandíbula, principalmente nas regiões parassinfisárias (Figura 2)

- Aos 5 ou 6 anos de idade, as duas partes principais da mandíbula (o ramo e o corpo) são entidades anatómicas distintas, cujo crescimento ocorre de forma largamente independente, em paralelo com as mudanças na face média.

- O crescimento vertical do ramo reflecte o crescimento da maxila e a erupção da dentição maxilar. Entretanto, um maior alongamento das arcadas dentárias é realizado posteriormente, onde o ramo é remodelado para se tornar parte do corpo (Figura 6). Essa mudança na direção do crescimento é necessária para acomodar o desenvolvimento dos dentes molares permanentes e continua até a adolescência. A continuação da remodelação resulta numa deslocação posterior do ramo com o alongamento simultâneo do corpo e um ângulo mandibular cada vez mais agudo. Por fim, esse processo de remodelação resulta no posicionamento correto do corpo mandibular em relação à maxila e fornece a base para uma oclusão adequada. Deve-se notar que, nesse momento, a deposição óssea na face vestibular da porção anterior da mandíbula já cessou, tornando-se reabsortiva, principalmente em sua porção mais superior, o que proporciona os contornos caraterísticos do mento (Figura 5).[55,81]

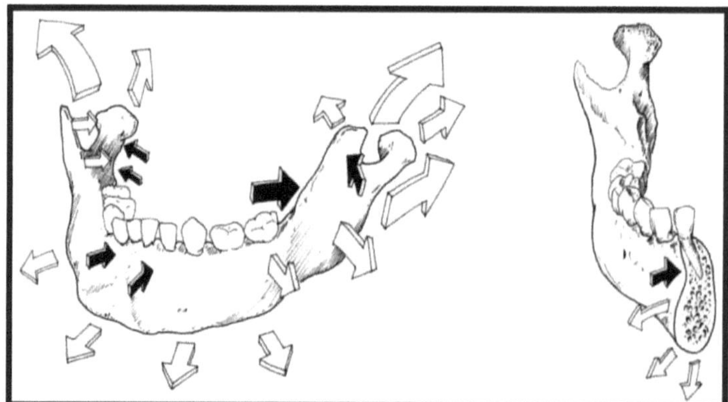

Figura. 6. Diagrama esquemático das alterações agregadas na remodelação óssea da mandíbula durante a infância. As setas pretas indicam áreas de reabsorção óssea. As setas brancas indicam deposição óssea

- Entre os 4 e os 8 anos de idade, a formação da coroa está concluída para a maioria dos dentes permanentes. Essa maturação prepara o terreno para outro período de instabilidade dentária que acompanha a erupção dos dentes permanentes. Novamente, isso ocorre em um gradiente mesiodistal, com os incisivos e o segundo molar permanente erupcionando aos 6 e 12 anos, respetivamente. Além disso, o forame mentoniano assume uma localização mais posterior e uma orientação vertical, geralmente caindo sob o primeiro ou segundo pré-molar permanente aos 6 anos de idade.[56]

• Entre as idades de 10 e 12 anos, a grande maioria do crescimento mandibular relevante para a terapia cirúrgica estará concluída. As porções alveolar e subdental do corpo são de igual profundidade, dando ao corpo uma aparência mais retangular. Os anos da remodelação acima mencionada colocam o ramo numa orientação mais vertical, com um ângulo de 110 a 120 graus.[77]

• Embora a maioria dos dentes permanentes tenha erupcionado por volta dos 12 anos de idade, a conclusão da raiz dos pré-molares e molares muitas vezes não está completa até a idade de 14 anos. No entanto, a grande maioria dos dentes fornece estruturas estáveis para a intervenção cirúrgica. O nervo alveolar inferior passa aproximadamente equidistante da borda inferior e superior do corpo mandibular, tendo ascendido de sua posição inicial de desenvolvimento próximo à borda inferior da mandíbula. O forame mentoniano também assume sua posição adulta sob o primeiro ou segundo pré-molar permanente, orientado de forma posterior e superior. Em cerca de 9 por cento dos adultos, existem múltiplos (dois ou três) forames mentais.[82] O suprimento sanguíneo predominante da mandíbula ainda é fornecido pela artéria dentária inferior e pelo periósteo vestibular inferior, sendo que este último fornece a grande maioria da circulação mandibular na idade adulta.[80] O tamanho total da mandíbula aumentará acentuadamente durante o surto de crescimento puberal entre as idades de 11 e 17 anos, com os adolescentes experimentando aumentos significativos na altura do côndilo durante esse período.[83,84]

CAPÍTULO 6: CLASSIFICAÇÃO DAS FRACTURAS

As fracturas da mandíbula são classificadas com base nos seguintes critérios :[85]

a. Localizações anatómicas

b. Local da lesão

c. Estado dos fragmentos ósseos no local da fratura

d. De acordo com a direção da fratura e a possibilidade de tratamento

e. Presença ou ausência de dentes nos maxilares

f. De acordo com a gravidade da fratura

g. Achados clínicos e radiológicos

!.Classificação baseada na localização anatómica das fracturas

I. Classificação de Rowe e Killey

A. As fracturas que não envolvem o osso basal são designadas por fracturas dentoalveolares.

B. Fracturas do osso basal da mandíbula.

- Subdividido em

i. Unilateral único

u. Duplo unilateral

iii. Bilateral

iv. Múltiplos

II. Classificação anatómica de Dingman e Natvig (Figura. 7)

A. Fratura da sínfise (fratura da linha média).

B. Fratura da região canina.

C. Corpo da mandíbula entre o canino e o ângulo.

D. Região do ângulo

E. Região de Ramus

F. Região coronoide.

G. Fracturas condilares.

H. Região dentoalveolar.

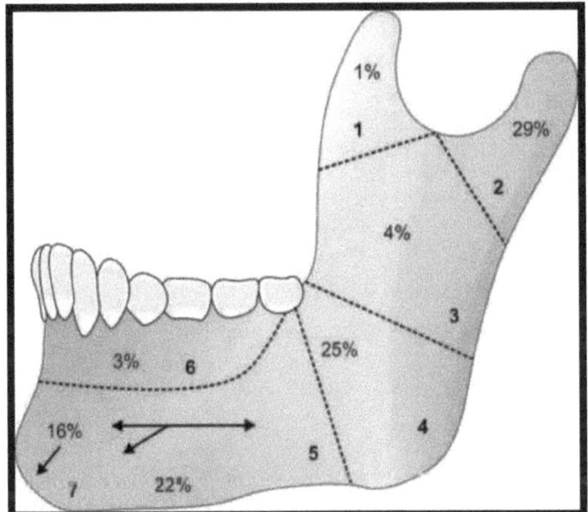

Figura 7. Classificação de Dingman e Natvig das fracturas mandibulares por região anatómica: (1) Processo coronoide, (2) Processo condilar, (3) Região do ramo, (4) Região do ângulo, (5) Região do corpo, (6) Processo alveolar, (7) Região da sínfise

2. Classificação com base no local da lesão[85]

a. Fratura direta

- Se a fratura ocorrer no local do impacto, é designada por fratura direta.

b. Fratura indireta

- Uma fratura indireta é aquela que ocorre fora do local da lesão.

3. Classificação com base no estado dos fragmentos ósseos no local da fratura

Kruger s Classificação geral

Esta classificação indica a condição dos fragmentos ósseos no local da fratura e a gravidade do trauma e dos danos nos tecidos moles. (Figura. 8)

a. Fratura simples

Quando há uma rutura na continuidade do osso sem qualquer rutura na mucosa ou na membrana da pele, os fragmentos da fratura não são expostos ao ambiente externo, diz-se que se trata de uma fratura simples.

b. Fratura da vara verde

O osso das crianças é macio e elástico e, por vezes, ocorre um tipo de fratura incompleta. Estas aparecem como uma fenda no osso, em que apenas um córtex do osso é fracturado, enquanto o outro córtex é dobrado apenas como no caso de um pau verde de uma árvore.

c. Fratura cominutiva

Quando o osso é fragmentado em mais de dois fragmentos, é designado por fratura cominutiva. Trata-se de lesões de grande impacto devido a grandes traumatismos.

d. Fratura composta

Quando as extremidades fracturadas do osso estão associadas à rutura da continuidade da pele ou da membrana mucosa, comunicando assim com o ambiente externo através da ferida, é designada por fratura composta.

Regra geral, as fracturas que envolvem a área de suporte dos dentes são sempre fracturas compostas porque comunicam com o ambiente oral através do sulco gengival e do ligamento periodontal.[85]

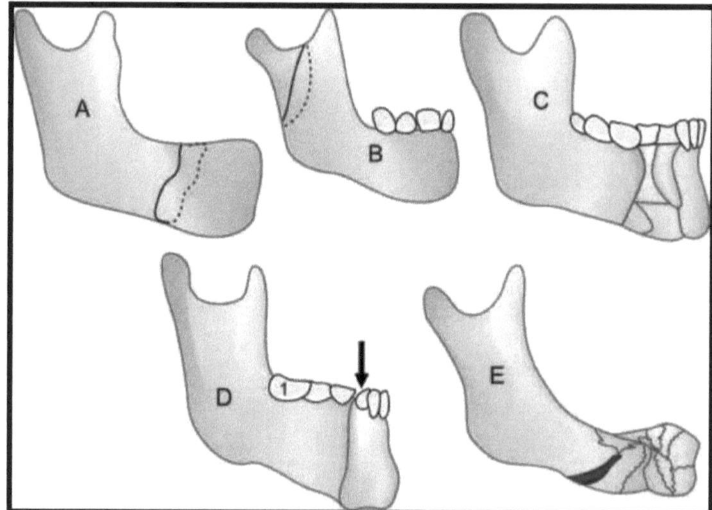

Figura 8: (A) Fratura simples, (B) Fratura em "pau verde". Linha reta do córtex fracturado. Linha pontilhada córtex dobrado, (C) Fratura cominutiva composta, (D) Fratura composta (osso exposto com seta),

4. Classificação de acordo com a direção do traço de fratura e a possibilidade de tratamento

- Esta classificação restringe-se basicamente às fracturas do ângulo da mandíbula.
- As fracturas do ângulo da mandíbula são influenciadas pela tração dos músculos pterigóideo medial, masseter e temporal, que tendem a deslocar o ramo para cima e para a frente. (Figura. 9)

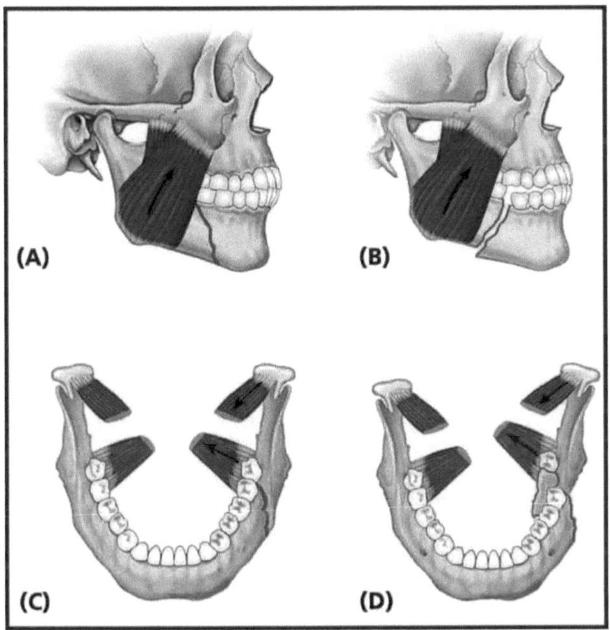

Figura 9: (A) Fratura simples, (B) Fratura em "pau verde". Linha reta do córtex fracturado. Linha pontilhada córtex dobrado, (C) Fratura cominutiva composta, (D) Fratura composta (osso exposto com seta),

Estas fracturas podem ser classificadas da seguinte forma:

a. Fracturas horizontais favoráveis (Figura 10)

- Quando vista de lado, a linha de fratura parte do bordo inferior da mandíbula e estende-se para cima e para trás até encontrar o bordo superior. A deslocação para cima do fragmento posterior é impedida pelo fragmento anterior.

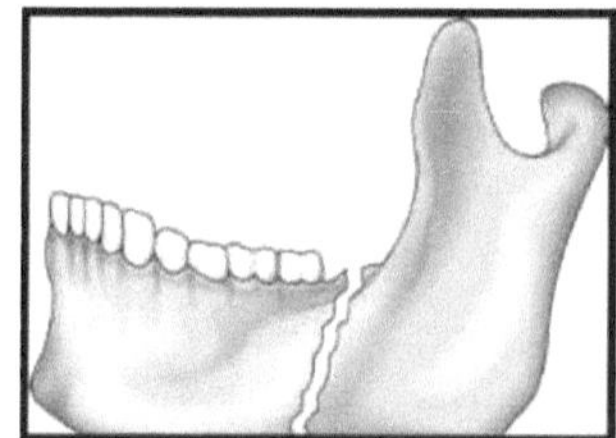

Figura 10: Fracturas horizontalmente favoráveis

b. Fracturas horizontais desfavoráveis (Figura 11)

- Quando a linha de fratura parte do bordo inferior da mandíbula numa direção ascendente e para a frente até encontrar a crista alveolar, o movimento ascendente do fragmento posterior é designado por fratura horizontal desfavorável.

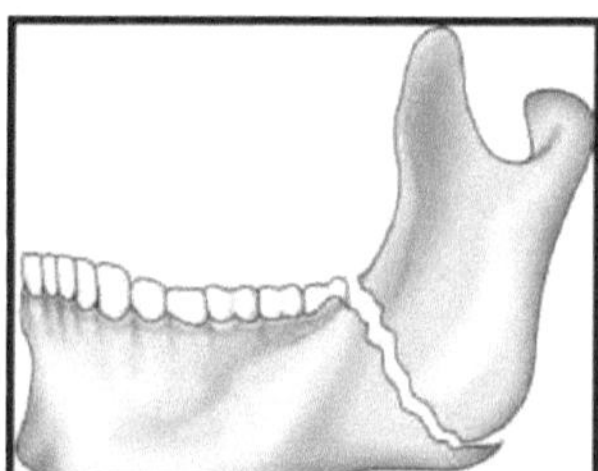

Figura 11: Fracturas desfavoráveis na horizontal

c. Fracturas verticalmente favoráveis (Figura 12)

- Quando uma fratura é vista de cima ou da superfície oclusal, a linha de fratura que vai da placa vestibular obliquamente para trás em direção à placa lingual, irá resistir ao deslocamento medial do segmento posterior. Esta fratura é chamada de fratura verticalmente favorável.[85]

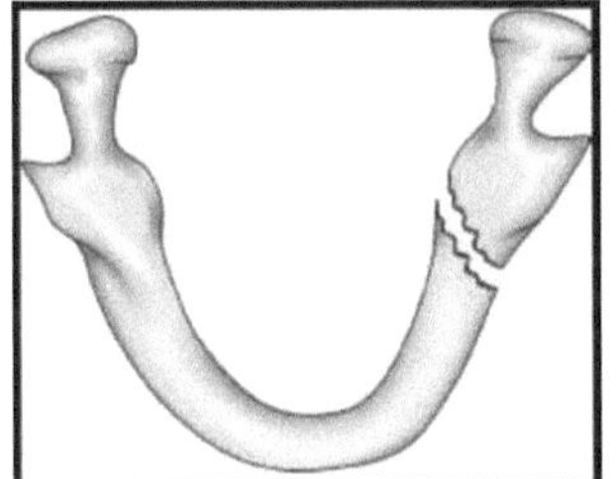

Figura 12: Fracturas verticalmente favoráveis

d. Fratura verticalmente desfavorável (Figura 13)

Quando uma linha de fratura, vista de cima, se estende da placa cortical vestibular, avançando para se juntar à placa cortical lingual, é rotulada como fratura verticalmente desfavorável porque o segmento posterior pode facilmente deslocar-se medialmente sem qualquer impedimento.

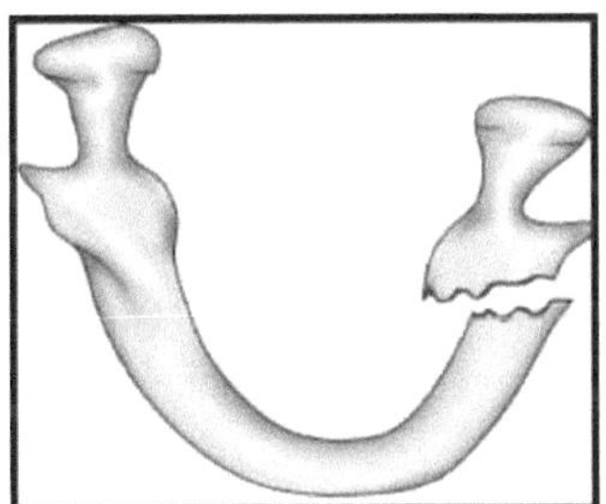

Figura 13: Fracturas desfavoráveis na vertical

5, Classificação de acordo com a presença ou ausência de dentes (classificação de Kazanjian e Converse) (Figura 14)

- Os dentes podem ter um papel importante a desempenhar no tratamento da fratura, uma vez que a oclusão é considerada um guia na redução.

a. Classe I - Quando os dentes estão presentes em ambos os lados da linha de fratura (Figura 14).

b. Classe II - Quando os dentes estão presentes apenas de um lado da linha de fratura.

c. Classe III - Quando ambos os fragmentos de cada lado da linha de fratura são desdentados.

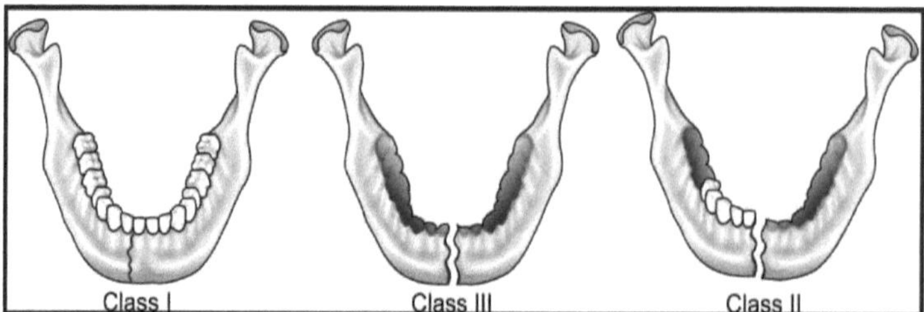

Figura 14: Classificação de acordo com a presença ou ausência de dentes

6. Classificação AQ das fracturas da mandíbula

Esta classificação baseia-se em achados clínicos e radiológicos e descreve as fracturas mandibulares juntamente com o envolvimento dos tecidos moles. Tem cinco componentes, dependendo dos tipos de fracturas e de outros achados associados:

F Número de fracturas

L Localização (sítio)

O Oclusão

S Envolvimento de tecidos moles

A Fracturas associadas

Estes componentes são descritos a seguir:

Categorias de fracturas (F)

FO Fracturas incompletas

Fl Fracturas simples

F2 Fracturas múltiplas

F3 Fracturas cominutivas

F4 Fratura com defeito ósseo

Categorias de localização (L)

Ll Precanine

L2 Canino

L3 Pós-canina

L4 Angular

L5 Supra-angular

L6 Processo anticular

L7 Processo muscular

L8 Processo alveolar

Categorias de oclusão (O)

OO Sem má oclusão

Ol Maloclusão

02 Mandíbula desdentada

Categorias de envolvimento de tecidos moles (S)

50   Fechado

51   Aberto intra-oralmente

52   Abrir extraoralmente

53   Aberto intra-extraoralmente

54   Defeito nos tecidos moles

Categorias de fracturas associadas (A)

AO Nenhum

A2 Fratura e/ou perda de dente

A3 Osso nasal

A4 Zygoma

A5 Le Fort I

A6 Le Fort II

A7 Le Fort III

<u>**Graus de gravidade (I-V)**</u>

Grau I e Grau II: São fracturas fechadas.

Grau III e Grau IV : São fracturas abertas

Grau V: Inclui a fratura exposta com um defeito ósseo e as fracturas devidas a tiro.

<u>Factores que afectam a deslocação da fratura:</u>

- Tração muscular sobre o segmento fracturado
- Força do impacto
- Local e direção da linha de fratura
- Rutura muscular - a deterioração da fixação muscular pode levar à deslocação de determinada fratura (coronoide)
- Presença de dentes no segmento posterior - a presença de dentes posteriores pode impedir a deslocação devido ao contacto com a superfície oclusal dos dentes maxilares.

CAPÍTULO 7 : DIAGNÓSTICO CLÍNICO DA FRACTURA MANDIBULAR

- Para determinar se um doente tem fracturas da mandíbula, é necessária uma história clínica e um exame físico completos.
- Os problemas de hemorragia e de comprometimento das vias respiratórias que possam pôr em risco a vida do doente devem ser sempre tratados de imediato.
- Após uma avaliação exaustiva das **vias aéreas, da respiração** e da **circulação,** deve ser efectuada uma avaliação rápida da função neurológica.
- Para uma avaliação completa, recomenda-se a utilização de procedimentos de trauma estabelecidos, tais como os descritos nas recomendações do Advanced Trauma Life Support do American College of Surgeons.
- Ao recolher a história de um doente, os detalhes sobre o método de lesão apontam frequentemente para um padrão de fratura específico e podem dar ao cirurgião informações importantes sobre a possibilidade de lesões concomitantes.
- As pessoas com lesões mandibulares descrevem frequentemente parestesias ou outras alterações da sensibilidade.

<u>SINAIS E SINTOMAS</u>

- A história de uma fratura mandibular inclui normalmente uma queda ou uma lesão contundente no queixo (Figura 15).
- É frequente haver uma laceração ou abrasão associada.
- Se houver um historial de desconforto no pescoço, deve ser imediatamente colocado um colar cervical macio e devem ser obtidas radiografias da coluna cervical antes de qualquer outra manipulação do doente.[86,87]
- A criança pode ter dor numa ou em ambas as articulações temporomandibulares, o que indica uma lesão na articulação. Muitas vezes, o paciente ou os pais queixam-se de que a "mordida não está correta". É imperativo determinar como é que a oclusão é diferente:
  1. Existe uma mordida aberta anterior?
  2. A mandíbula é mais retruída?
  3. A mordida é desviada para um lado?

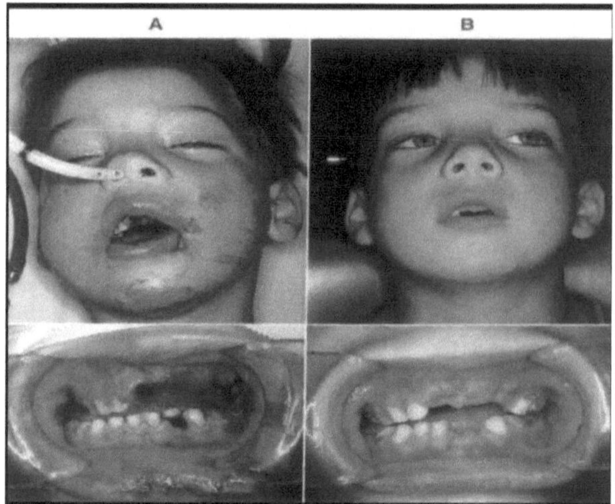

Figura 15. A, Fotografia frontal ilustra uma lesão pediátrica típica neste doente de 6 anos de idade. O doente apresenta uma diminuição do movimento mandibular e dor nas articulações temporomandibulares bilateralmente aquando da abertura. B, o mesmo doente várias semanas depois de ter sido libertado da fixação. C, A fotografia intra-oral mostra vários dentes em falta, sangue à volta do incisivo lateral inferior esquerdo e equimose e hematoma no sulco bucal. Havia uma parassínfise esquerda e fracturas subcondilares bilaterais. D, Intraoralmente, as alças de Ivy ainda estão no lugar para uso com elásticos de treinamento. A oclusão é normal, e o padrão de abertura é na linha média,

Indicações da presença de fratura mandibular

A.   Sinais e sintomas

- Dor.

- Anomalia da mordedura.

- Dormência.

- Hemorragia.

- Inchaço.

- Dispneia.

<u>**EXAMES**</u>

- A avaliação inicial de uma criança ferida em que se suspeite de uma fratura facial começa com uma abordagem sistemática e uma estreita adesão aos princípios do Advance Trauma Life Support.

- É efectuado um exame físico sistemático e pormenorizado para não deixar escapar quaisquer lesões associadas.

Com base no mecanismo e na força do traumatismo, uma criança com uma lesão mandibular traumática corre o risco de ficar com as vias respiratórias comprometidas, lesão da coluna cervical e lesão neurológica.

As causas de obstrução das vias aéreas incluem traumatismo direto, inchaço, hematoma ou corpos estranhos (incluindo dentes aspirados e fragmentos de ossos).

Quando o doente estiver estável e a avaliação do trauma estiver concluída, deve obter se um historial completo. Devem ser obtidas as alergias, os medicamentos, os antecedentes médicos e cirúrgicos do doente, a hora da última refeição e os acontecimentos que rodearam o acidente. As informações sobre o mecanismo da lesão podem ajudar a orientar o examinador quanto à extensão da lesão. Além disso, deve suspeitar-se de abuso se a narrativa da lesão feita pelo prestador de cuidados não corresponder à extensão e ao padrão das lesões.

EXAME FÍSICO / EXAME GERAL

- Uma vez concluída a avaliação do traumatismo e assegurada uma via aérea aberta, pode ser efectuado um exame mais específico da lesão.
- Deve ser efectuado um exame completo da cabeça e do pescoço, avaliando a pele, os tecidos moles, as estruturas neurovasculares e o osso.

1. Deformidade
   - A deformidade externa é muitas vezes difícil de ver clinicamente devido ao inchaço.

- O exame intra-oral pode mostrar deslocamento criando uma deformidade em degrau, deformidade de mordida aberta e má oclusão.
- Em alguns pacientes pode existir uma má oclusão substancial pré-existente, que deve ser registada nas notas pré-operatórias e tida em conta no planeamento do tratamento.

2. Dor

- Os locais de fratura são sensíveis à palpação e, por vezes, à compressão.
- Bater no queixo comprime a fratura e pode provocar dor no local. A dor na ATM sob compressão pode identificar um côndilo fracturado ou uma articulação contundida e infundida.

3. Hipermobilidade de fragmentos dentários e ósseos

- A hipermobilidade do dente e do fragmento ósseo são sinais de fratura mandibular (Figura 16.).
- O comprometimento das vias aéreas pode ocorrer com o deslocamento posterior da língua em fracturas mandibulares bilaterais que produzem uma mandíbula em flor ou com a avulsão traumática do músculo da língua.
- Kaban et al[88] referiram que os fragmentos ósseos em crianças podem ficar parcialmente unidos logo no quarto dia e que as fracturas se tornam difíceis de reduzir ao sétimo dia. Por conseguinte, devem ser utilizadas várias técnicas de fixação o mais rapidamente possível e durante um período de tempo relativamente curto.

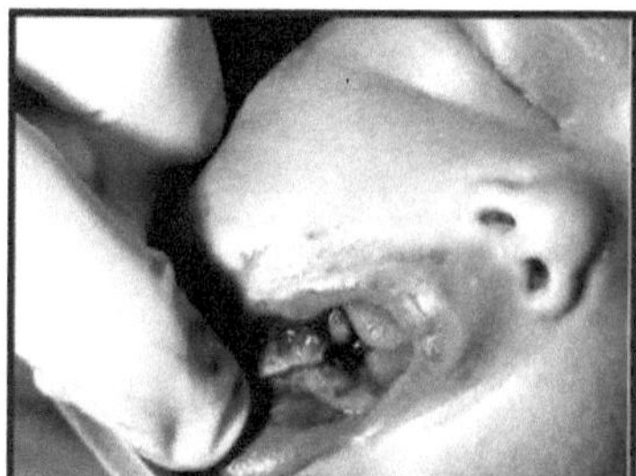

Figura 16. Fotografia pré-operatória mostrando fratura deslocada

- Quando as tensões mastigatórias estão presentes, mesmo quando a aposição das superfícies ósseas é imperfeita, ocorre uma excelente remodelação.
- A não união ou união fibrosa raramente ocorre em crianças.

4. Hemorragia, hematoma e inchaço

- A rotura do periósteo e dos músculos ligados à mandíbula pode causar hemorragias

significativas, produzindo hemorragia visível, hematoma sublingual, inchaço e comprometimento das vias respiratórias com risco de vida.
- Pode ser necessária uma intubação urgente e, raramente, uma traqueostomia para manter a respiração.

5. Crepitação
- Crepitação é o som produzido pelo ranger das superfícies rugosas quando as extremidades ósseas entram em contacto umas com as outras.

6. Função restrita

- As funções restritas incluem o desvio lateral na abertura para o lado da fratura, a incapacidade de mastigar, a perda de abertura (lockjaw) devido a talas musculares, trismo, disfunção articular ou impacto de fracturas zigomáticas.
- O exame revela geralmente uma limitação da abertura devido a dor e espasmo muscular. Nas fracturas subcondilianas unilaterais, a mandíbula desvia-se para a fratura durante a abertura devido à ação sem oposição do músculo pterigoide lateral sobre o côndilo normal.
- Existe frequentemente uma prematuridade ou mordida cruzada no lado afetado e mordida aberta contralateral[86] (Figura. 17)

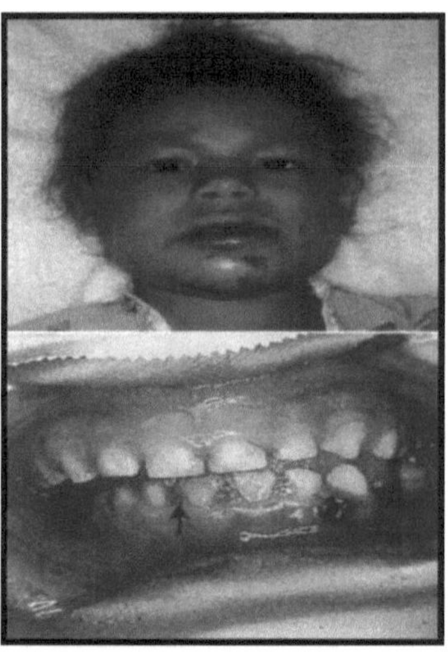

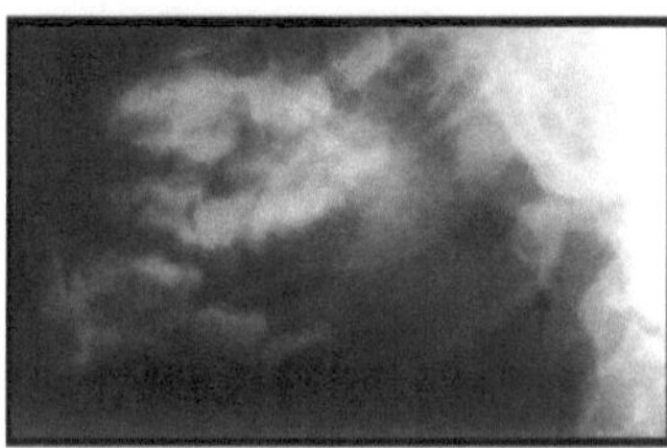

Figura 17

A,   Esta criança de 4 anos sofreu um traumatismo no queixo na sequência de uma queda de um alpendre.

B,   Intra-oralmente, apresentava uma mordida cruzada do lado esquerdo, a linha média dentária mandibular desviava-se para a esquerda e a oclusão era prematura à esquerda. Apresentava uma fratura subcondilar esquerda e uma fratura parassinfisária direita (separação entre os incisivos centrais e laterais direitos).

C,   A radiografia oblíqua lateral demonstra uma fratura subcondilar esquerda (seta).

7. Perturbações sensoriais

- O nervo alveolar inferior (V3) percorre o ângulo do corpo mandibular.
- As fracturas do canal ósseo podem causar anestesia temporária ou permanente do lábio, dos dentes e da gengiva.
- O nervo lingual (V3) situa-se junto ao córtex lingual, perto do terceiro molar inferior. A

lesão pode causar anestesia temporária ou permanente da língua e da gengiva ipisilaterais.

EXAME LOCAL *I* EXAME INTRA-ORAL

- O exame da cavidade oral é essencial e o doente deve ser verificado quanto a dentes soltos, fragmentos de ossos e corpos estranhos.
- O exame intra-oral inclui a avaliação de toda a boca, incluindo os dentes, o pavimento da boca, a língua, a mucosa bucal, a mucosa vestibular e o palato duro e mole.
- Dependendo da idade do paciente, os dentes permanentes soltos podem sugerir uma fratura ao longo da orientação do dente.
- O exame intra-oral pode ser revelador se se tiver conhecimento do estado de oclusão da criança antes da fratura.
- A avaliação da oclusão num paciente pediátrico pode ser difícil, especialmente numa criança com dentição mista.
- A atenção às facetas de desgaste, os registos dentários anteriores à lesão e a opinião dos pais podem ser úteis para prever a oclusão anterior à lesão.
- Uma pequena deslocação da mandíbula pode levar a alterações significativas na oclusão. A evidência de uma mordida aberta anterior indica fracturas condilares bilaterais. Uma fratura condilar unilateral resultará numa mordida aberta posterior contralateral.
- O exame intra-oral também pode revelar lacerações ou hematomas. Deve ser administrada uma terapêutica antibiótica com cobertura adequada para os agentes patogénicos orais e cutâneos se estiverem presentes lacerações intra-orais ou através da pele. Qualquer fratura da mandíbula através de uma região dentária é considerada uma fratura exposta e requer uma terapêutica antibiótica profiláctica.
- A avaliação das lesões dentárias também é importante. As crianças com lesões na dentição permanente requerem um tratamento rápido.
- Se se pensar que faltam dentes e que estes não estão explicados, deve ser obtida uma radiografia do tórax como medida de precaução para avaliar a aspiração.
- Se ocorrer uma laceração intra-oral sobre um dente não irrompido, a laceração deve ser irrigada abundantemente e deve ser utilizada uma sutura absorvível para reaproximar a mucosa. Devem ser feitos todos os esforços para deixar ilesos os dentes permanentes não irrompidos.

<u>**EXAME RADIOGRÁFICO**</u>

Um diagnóstico radiológico preciso é muito importante para o plano de tratamento da fratura da mandíbula.

As fracturas da mandíbula têm de ser diagnosticadas corretamente para poderem ser tratadas eficazmente.

A análise radiográfica é crucial para o diagnóstico das especificidades da fratura e, consequentemente, para as escolhas de tratamento.

A radiografia representa a técnica de imagiologia de primeiro nível em doentes com lesões traumáticas da mandíbula.

Existem diferentes vistas de raios X que podem ser realizadas para fracturas mandibulares:

- Uma vista póstero-anterior, geralmente utilizada para fracturas do ângulo e do ramo;
- Uma vista antero-posterior em ângulo, denominada vista Towne invertida, útil em caso de deslocação de fragmentos condilares;
- Vista oblíqua bilateral, utilizada para analisar o ângulo e o ramo horizontal da mandíbula.
- A radiografia panorâmica (PAN) é uma zonografia dos maxilares superiores e inferiores.

As radiografias panorâmicas têm uma sensibilidade muito mais elevada do que as três séries de radiografias supramencionadas[89] . Estas radiografias retratam:

1. Uma relação exacta dos dentes na linha de fratura
2. Um tipo de fratura, simples ou comunicada
3. Número de fracturas
4. Área das fracturas
5. Grau de deslocação.

As radiografias da mandíbula dividem-se em:

- **Visão essencial:** Está disponível em todos os departamentos de radiologia e pode ser efectuada facilmente em todos os doentes.
- **Vista desejável:** Os equipamentos para a mesma vista não estão disponíveis nos serviços de radiologia de rotina. Os equipamentos são de natureza especializada e não podem ser utilizados em doentes gravemente feridos.

Radiografias essenciais

A. OPG

B. Vista em PA da mandíbula

C. Vista lateral oblíqua do corpo e do ramo

D. Projeção em torre invertida

E. Vistas oclusais mandibulares

F. Vistas periapicais intra-orais

A. FILMES PANORÂMICOS/OPG

- As radiografias panorâmicas são úteis para definir a localização e a deslocação da fratura da mandíbula. Tem uma taxa de precisão de 92% para o diagnóstico de fratura.

- A combinação da vista póstero-anterior com um pantomograma elimina a necessidade de radiografias adicionais.

- Estas películas proporcionam uma melhor visão global da mandíbula e são especialmente valiosas para demonstrar fracturas na região do côndilo.

- Uma radiografia panorâmica de qualidade diagnóstica é a visão mais completa possível com uma única película e permite uma visualização satisfatória de todas as regiões da mandíbula (côndilo, ramo, corpo e sínfise).[89]

- Também é útil para examinar a dentição existente, a presença de dentes impactados em relação à fratura, o processo alveolar e a posição do canal mandibular. (Figura 18).

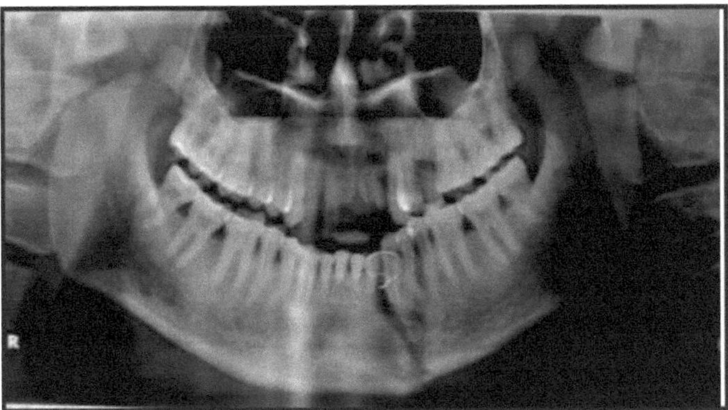

Figura 18. Tomografia panorâmica mostrando fraturas parassinfisárias e subcondilares da mandíbula.

Vantagens

i. Simplicidade da técnica

u. Bons pormenores

iii. É capaz de visualizar a mandíbula e a maxila com a raiz dos dentes numa única radiografia.

Desvantagens

i. Impraticável para pacientes gravemente traumatizados

u. Não pode ser efectuado em todas as instalações hospitalares

iii.   Área da ATM, sínfise, região do processo dentário e alveolar áreas em que não é possível apreciar os pormenores

iv.   Difícil de avaliar a deslocação do osso vestibular e lingual.

B. Posteroanterior

- Esta vista demonstra a fratura do corpo e do ângulo com o tipo de deslocamentos. (Figura 19).
- Uma fratura não deslocada da cabeça do côndilo é difícil de ver nesta vista, uma vez que é obscurecida pela sobreposição do processo mastoide.
- Avaliar a deslocação medio-lateral dos fragmentos.[90]

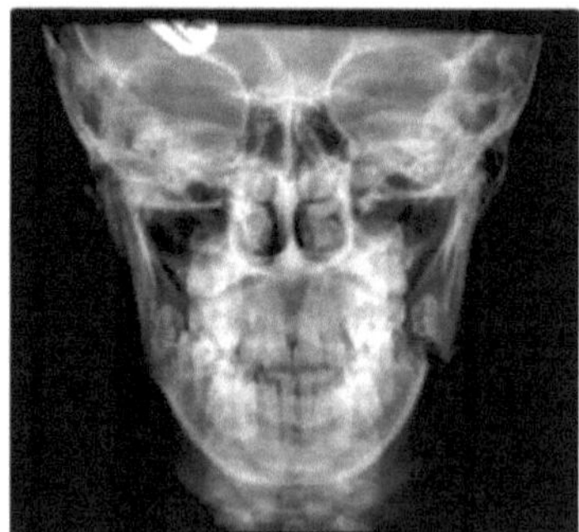

Figura 19. Vista posteroanterior do crânio

C. *Vista lateral oblíqua esquerda e direita da mandíbula* (Figura. 20)

48

- Esta vista é utilizada para demonstrar a fratura do ramo da mandíbula, do corpo da mandíbula e da região da sínfise.

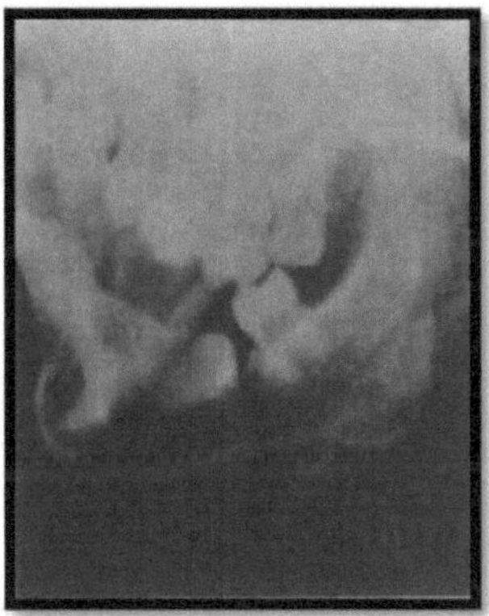

Figura 20. Vista Oblíqua Esquerda da Mandíbula Mostrando Fratura do Ramo

B. Inverter a projeção de Towne

- Elimina a sobreposição da mastoide e do zigoma sobre a região do colo do côndilo que estava presente na vista em PA.

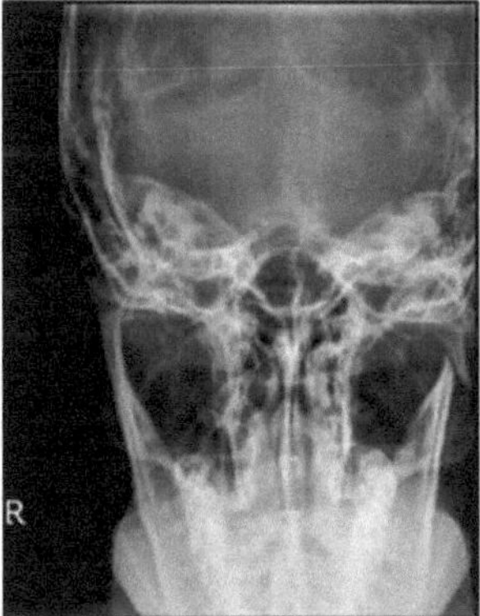

Figura 21. Vista reversa de Towne mostrando fratura do côndilo esquerdo

- Indicado para visualizar fracturas condilares altas ou intra-capsulares do côndilo.
- Mostra a deslocação medial ou lateral da cabeça do côndilo.[91]

C. **Intra-oral**

- São necessárias películas periapicais para demonstrar a relação dos dentes com a linha de fracturas e quaisquer danos nos próprios dentes.
- As películas oclusais podem ajudar-nos a avaliar a relação da raiz do dente com a fratura. (Figura 22)

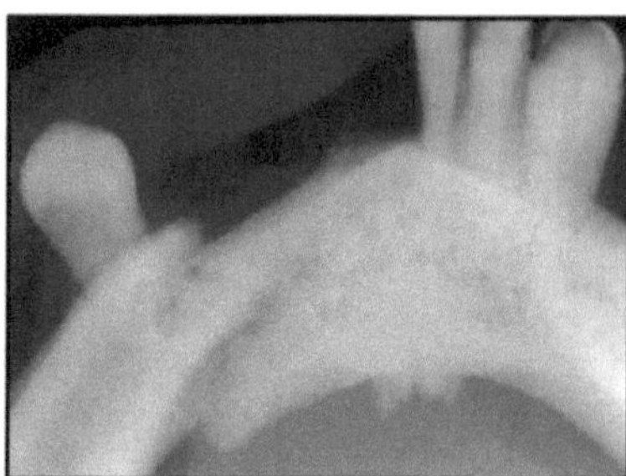

Figura 22. Vista oclusal da mandíbula mostrando fratura da parassínfise

RADIOGRAFIAS DESEJÁVEIS

- **TOMOGRAFIA COMPUTORIZADA:**

  A taxa de exatidão da TAC é de cerca de 92%. Esta oferece muito poucas vantagens como ferramenta de diagnóstico no terço inferior da face e não se justifica para fracturas mandibulares isoladas, quer por razões clínicas quer económicas. Demonstra pormenores da lesão da articulação da MT.

- *INDICAÇÕES*
  - Em casos de lesões faciais múltiplas
  - Casos de fracturas cominutivas
  - Casos de ferimentos causados por mísseis
  - Casos de fratura da mandíbula infetada, malunion, nonunion
  - Em casos de fracturas verticais.
  - Mais valioso na avaliação de suspeitas de fracturas condilares altas que são difíceis de ver em radiografias simples (Figura 23).

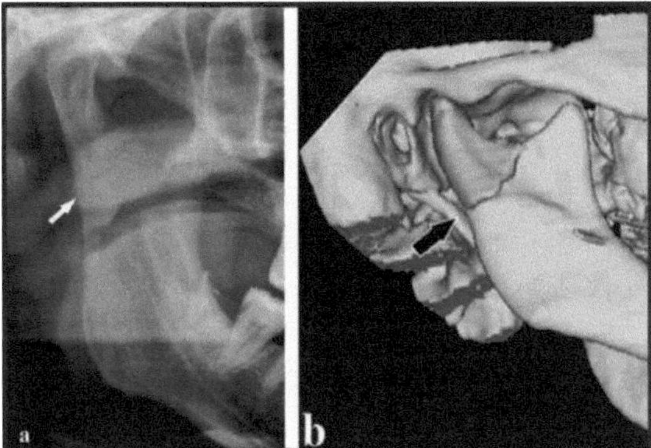

Figura 23. Fratura do processo condilar. Sem desvio, a Radiografia panorâmica recortada, b Reformatação de tomografia computorizada 3D do mesmo doente. Os fragmentos ósseos estão alinhados e próximos uns dos outros (setas)

- Representar todas as porções da mandíbula em 3 planos.
- É mais fácil determinar o grau de deslocação do fragmento com a tomografia computorizada do que com a radiografia simples.
- Para o exame de tomografia computorizada,
- Deve ser tentada uma imagem coronal e axial direta, dependendo da mobilidade do doente.
- Se não for possível obter exames coronais diretos, devem ser incluídas no protocolo secções axiais mais finas (< 3 mm) para permitir um maior detalhe nas imagens reconstruídas sagitais e coronais.

<u>Limitações da imagiologia de fracturas mandibulares em exames de TC</u>

- As fracturas mandibulares orientadas no mesmo plano que a secção do exame de TC podem ser obscurecidas.
- O artefacto de movimento em imagens de TAC reconstruídas pode imitar uma fratura.
- O artefacto de movimento pode esconder até fracturas óbvias, o que é ainda mais verdadeiro para as imagens reconstruídas.[91]

IMAGIOLOGIA POR RESSONÂNCIA MAGNÉTICA

- Avaliar a posição e a morfologia do disco articular da ATM (Figura 24).

- A RM é a melhor forma de avaliar uma rotura do menisco ou uma deslocação do disco (desarranjo interno).

- Também é raramente utilizado para avaliar a osteomielite secundária a fracturas mandibulares.[91]

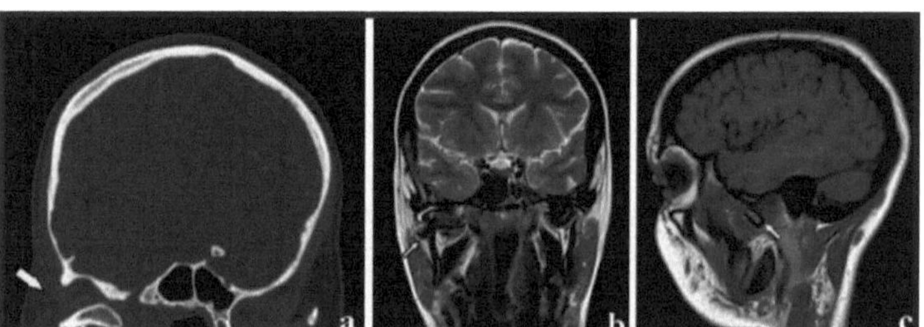

Figura 24. Fratura do processo condilar. Luxação, a Corte coronal de tomografia computorizada, b, c Imagem coronal T2w de ressonância magnética e imagem sagital T1w do mesmo doente. A cabeça do côndilo encontra-se em posição horizontal e completamente fora da fossa glenoide (setas)

- A avaliação das fracturas mandibulares por técnicas de imagem é crucial para orientar o paciente para tratamentos cirúrgicos ou conservadores.

CAPÍTULO 8 : TRATAMENTO

- Consultas Após a conclusão de um exame físico completo e de uma análise imagiológica, o examinador deve contactar rapidamente especialistas em áreas como a Neurocirurgia, a Oftalmologia e a Medicina Dentária.

- O tratamento de uma criança com uma lesão facial traumática é melhor gerido por uma equipa especializada em traumatologia.

- Não se deve apressar o tratamento de uma lesão facial óbvia antes de uma avaliação completa.

- Ao mesmo tempo, para algumas lesões associadas insignificantes, o tratamento da lesão facial não deve ser adiado.

- As lesões dos tecidos moles devem ser tratadas no prazo de 6 a 8 horas ou mais cedo, sempre que possível. Se possível, as fracturas faciais devem ser tratadas no momento da reparação dos tecidos moles, sendo a redução e a fixação da fratura efectuadas em primeiro lugar.

GESTÃO INICIAL

Ao tratar estas lesões, deve ser determinado o tratamento operatório e não operatório, bem como o tratamento em regime de internamento ou ambulatório.

As considerações gerais para o doente jovem ferido incluem a manutenção das vias respiratórias, o equilíbrio de fluidos e electrólitos e a ingestão nutricional racional durante todo o tratamento.[92]

Tal como acontece com todos os doentes vítimas de traumatismos, a avaliação primária e a reanimação devem seguir os princípios básicos do suporte avançado de vida no trauma, com especial atenção para as diferenças específicas da anatomia e fisiologia pediátricas.[9395]

Os princípios básicos na gestão do doente gravemente ferido são:

1. Preservação da vida.

2. Manutenção da função.

3. Restauração da aparência (estética).

Para preservar a vida, deve ser instituído um tratamento de emergência imediato, envolvendo os cuidados de várias especialidades.

- Os doentes com lesões maxilofaciais podem ter sofrido outras lesões corporais, que podem constituir uma ameaça real à vida ou ser de maior prioridade do que o traumatismo facial. Por conseguinte, é sempre necessário efetuar uma avaliação rápida de um doente recentemente ferido e instituir qualquer reanimação de emergência antes de proceder a um exame mais pormenorizado.

- A gestão dos traumatismos consiste numa avaliação primária rápida para identificar potenciais condições de risco de vida, na reanimação das funções vitais, se possível, seguida de uma avaliação secundária mais pormenorizada e, finalmente, no início dos cuidados definitivos.

- Os antibióticos são preferidos, especialmente em fracturas abertas e com cicatrização tardia. O doente deve receber medicamentos anti-inflamatórios e, se não houver feridas limpas, deve ser considerada a necessidade de vacina contra o tétano.

- É também fornecido um colutório oral. Se for necessária uma intervenção cirúrgica, esta deve ser efectuada nos primeiros 7 dias. Dado o potencial de cicatrização rápida das crianças, um tempo de espera mais longo pode dificultar a redução cirúrgica, devido à formação de calo no local da fratura.

Inquérito primário

Durante o inquérito primário rápido, as doenças potencialmente fatais são reconhecidas e tratadas sem demora. Estas condições podem ser resumidas nos ABCs.

A-Airway com controlo da coluna cervical

B - Respiração e ventilação

C-Circulação com controlo da hemorragia

D-Deficiência, estado neurológico

E-Exposição; exame completo do doente

As lesões maxilofaciais comprometem as vias respiratórias pelas seguintes razões

1. Obstrução das vias respiratórias nasais e orais por coágulos de sangue, saliva, osso, dentes e parte de dentaduras.
2. Inalação de qualquer uma das substâncias acima referidas.

3. Obstrução da nasofaringe e da orofaringe por deslocamento para trás da língua e dos seus anexos, como nas fracturas sinfisárias da mandíbula.

4. Oclusão da Oronasofaringe por deslocamento para baixo e para trás da maxila fracturada.

5. Edema dos tecidos moles da face.

A - Via aérea com controlo da coluna cervical e B - Respiração e ventilação

- Vias aéreas

Quando a vítima não reage, é necessário começar por posicionar o doente e avaliar as vias respiratórias.

Posição da vítima: A vítima deve ser colocada em posição supina, numa superfície plana e firme. Se a cabeça estiver mais alta do que os pés, o fluxo sanguíneo para o cérebro pode ser reduzido e a gestão das vias respiratórias é mais fácil quando o doente está em posição supina.

Posição do socorrista: O socorrista deve estar ao lado da vítima, a uma distância igual à largura do corpo da vítima e ao nível do ombro da vítima.

Manobra tripla

1. Abrir a boca - desobstruir as vias respiratórias

2. Inclinação da cabeça e elevação do queixo

3. Impulso da mandíbula.

Abertura das vias respiratórias: Num doente inconsciente, o tónus muscular está frequentemente comprometido, resultando na obstrução da faringe, pela base da língua e pelo tecido mole da faringe. Uma vez que a língua está presa ao maxilar inferior, mover o maxilar inferior para a frente levanta a língua e abre as vias respiratórias[96] (Figura 25).

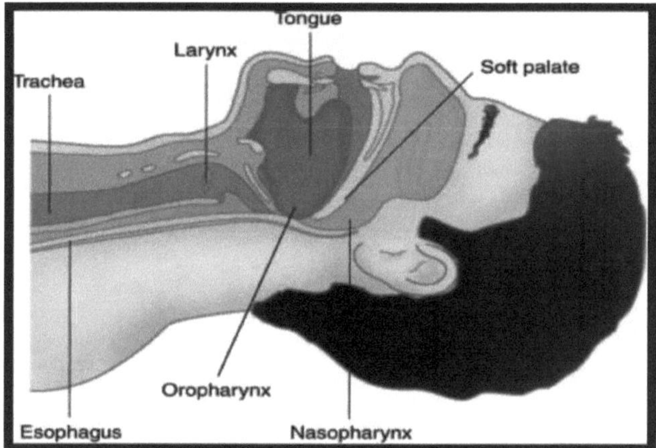

Figura 25. Numa vítima inconsciente, a língua cai para trás contra a parede da faringe, produzindo obstrução das vias respiratórias.

Inclinação da cabeça e elevação do queixo (Figura 26.A e B)

1. Colocar uma mão na testa da vítima e exercer uma pressão firme para trás para inclinar a cabeça para trás.

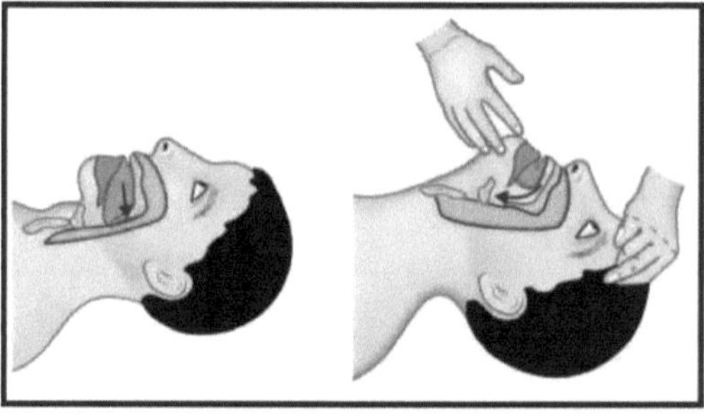

Figura 26.A e B: Abertura da via aérea com elevação do queixo e inclinação da cabeça:

(A) Obstrução das vias aéreas devido à queda da língua em posição supina,

(B) Obstrução aliviada com elevação do queixo e inclinação da cabeça

2. Colocar os dedos da outra mão sob a parte óssea do queixo.

3. Levantar o queixo para a frente e apoiar a mandíbula.

Impulso da maxila (Figura 27 A e B)

1. Agarrar o ângulo do maxilar inferior da vítima e levantá-lo com as duas mãos, uma de cada

lado, deslocando a mandíbula para a frente, enquanto inclina a cabeça para trás.

2. Se houver *um* material estranho ou vómito na boca da vítima, este deve ser rapidamente removido.

3. Deve ter-se cuidado com as próteses soltas, que podem constituir um problema grave na respiração boca-a-boca.

4. Pode ser utilizada uma via aérea de Guedel ou de Safar, uma máscara laríngea e um tubo gástrico esofágico, se disponível.

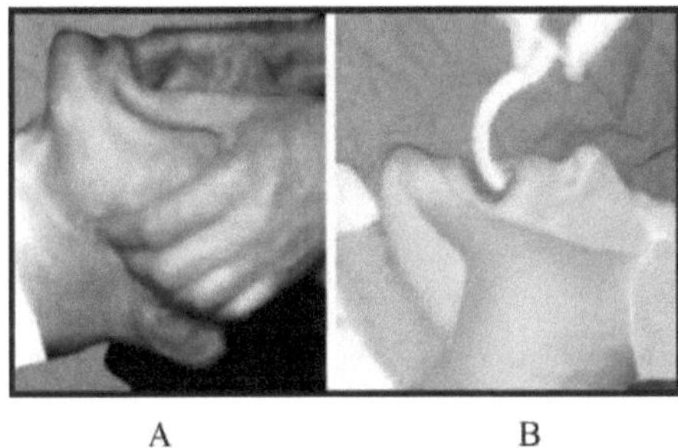

Figura 27.A e B: Abertura das vias respiratórias por impulsão da mandíbula: (A) Impulsão da mandíbula, (B) Inserção da via respiratória oral

Obstrução das vias aéreas por corpo estranho

Golpes nas costas: Devem ser dados no meio das costas do doente (4 vezes). Isto produz o impulso da tosse.

Manobra de Heimlich: Consiste na impulsão manual com o paciente respirando, o socorrista atrás do paciente e comprimindo o tórax do paciente 6to10 vezes.

Método de varrimento com o dedo: Para doentes inconscientes, com corpo estranho, este método pode ser utilizado tanto em adultos como em crianças.

B- Respiração: É necessário determinar primeiro a presença ou ausência de respiração,

- Colocar a orelha perto da boca ou do nariz da vítima

- Procura de movimento da parede torácica

- Auscultação do tórax para sons respiratórios.

Reanimação com ar expirado

- Respiração boca a boca

- Respiração da boca para o nariz

- Respiração da boca para as vias respiratórias.

Respiração boca a boca (Figura 28): Uma forma rápida e eficaz de fornecer oxigénio à vítima. O socorrista utiliza o seu ar expirado para fornecer oxigénio à vítima.

1. Abrir a via aérea com uma manobra tripla.
2. Fechar as narinas da vítima com o polegar e o indicador.
3. Inspire profundamente e faça um selo com os lábios à volta da boca da vítima antes de expirar.
4. São dadas duas respirações lentas (de 1/2 a 2 segundos por inspiração) para proporcionar uma boa expansão torácica, diminuindo simultaneamente a possibilidade de distensão gástrica.[96]

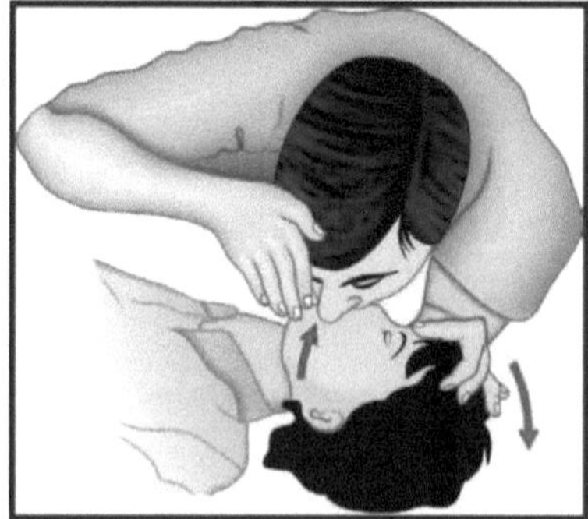

Figura 28. Respiração boca-a-boca do socorrista

A respiração boca-nariz é efectuada quando a respiração boca-boca não é possível, devido à dificuldade em abrir a boca ou à impossibilidade de formar um selo.

1. Inclinar a cabeça da vítima para trás com uma mão sobre a testa da vítima.

2. Fechar a boca da vítima.

3. Levantar a mandíbula da vítima com a outra mão.

4. Inspire fundo, faça um selo com os lábios à volta do nariz da vítima e sopre.

5. A vítima é então deixada a expirar.

Respiração da boca para a via aérea: Abrir a via aérea com a manobra tripla.

1. Fechar as narinas da vítima com o polegar e o indicador.

2. Inspirar profundamente e selar com os lábios a boca da vítima antes de expirar.

3. São efectuadas duas respirações lentas (de 1/2 a 2 segundos por inspiração) para proporcionar uma boa expansão torácica, diminuindo simultaneamente a possibilidade de distensão gástrica.

Dispositivo de boca para barreira

Alguns socorristas podem preferir utilizar um dispositivo de barreira durante a reanimação com ar expirado. Dois desses dispositivos disponíveis são as máscaras e os protectores faciais. A maioria das máscaras tem uma válvula unidirecional, para que o ar expirado não entre na boca do socorrista.

Idealmente, um dispositivo de barreira deve ter uma baixa resistência ao fluxo de gás, caso contrário o utilizador pode ficar cansado devido ao esforço respiratório excessivo.

Se for necessária uma respiração de emergência, colocar o dispositivo de barreira sobre a boca e o nariz da vítima, assegurando uma vedação de ar adequada. As respirações são efectuadas na mesma sequência e com a mesma frequência que a descrita anteriormente.

Respiração boca-máscara

Este dispositivo inclui uma máscara transparente com uma boquilha de válvula unidirecional. Alguns dispositivos têm um adaptador de oxigénio que permite a administração de oxigénio suplementar.

A respiração boca-máscara é uma forma fiável de ventilação, uma vez que permite que o socorrista utilize as duas mãos para criar uma vedação.

Técnica

- Colocar a máscara à volta da boca e do nariz do doente. O posicionamento da máscara deve ser correto, de modo a obter uma vedação hermética (Figura 29,30).

- Selar a máscara, colocando o calcanhar e o polegar de cada mão ao longo do rebordo da máscara e comprimir firmemente para vedar bem a boca e o nariz da vítima.

- Colocar a máscara restante ao longo da margem óssea da mandíbula.

- Levantar a mandíbula enquanto se efectua uma inclinação da cabeça.

- Seguir a mesma sequência que para a respiração boca-a-boca.

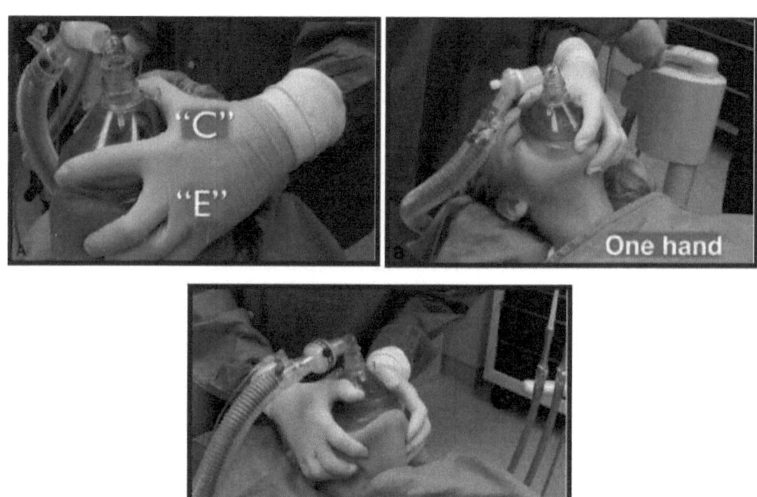

Figura 29. Colocação correta da máscara facial. A, Os dedos mantêm o ajuste correto da máscara com os filtros-C e E. B, Manutenção das vias respiratórias com uma mão. C, Via aérea com duas mãos

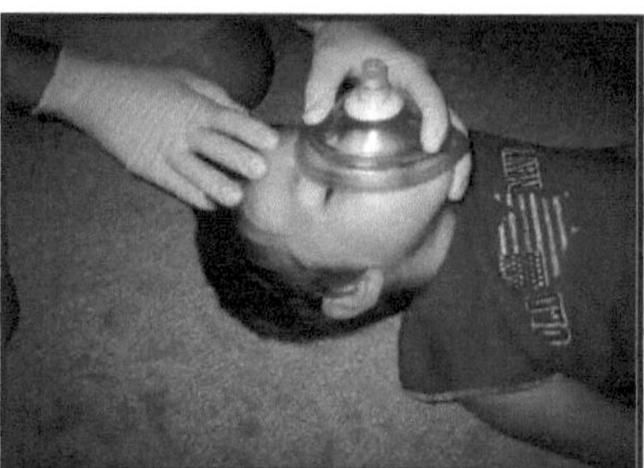

Figura 30. Máscara facial invertida para selar um bebé ou criança pequena.

C- Controlo da circulação

A artéria carótida é a mais facilmente palpável num sulco entre a traqueia e os grandes músculos do pescoço.

As pulsações carotídeas são sentidas, enquanto todas as outras pulsações podem não ser palpáveis. Se não for palpado qualquer pulso, deve iniciar-se a compressão cardíaca externa para estabelecer a circulação.

Nesta técnica, o socorrista aplica pressão sobre a metade inferior do esterno, a um ritmo de 80 a 100 por minuto. Estas compressões proporcionam circulação em resultado de um aumento generalizado da pressão intratorácica, devido à compressão direta do coração entre o esterno e as vértebras. Quando as compressões são completadas por uma respiração de resgate, o sangue fornecido ao órgão é suscetível de transportar oxigénio.

- Posicionar a vítima em decúbito dorsal numa superfície firme.

- Localizar a margem inferior da caixa torácica da vítima.

- Localizar a parte inferior do esterno, movendo os dedos ao longo do entalhe, onde a costela encontra o esterno no centro da parede torácica.

- Colocar o calcanhar de uma mão na metade inferior do esterno, com a outra mão por cima da primeira, de modo a que o eixo longo da mão do socorrista seja colocado no eixo longo do esterno. Isto ajuda a manter a força de compressão sobre o esterno (Figuras 31 e 32).

- Os dedos são mantidos entrelaçados no peito.

- O cotovelo do socorrista deve ser bloqueado numa posição em que os braços fiquem esticados e os ombros sejam colocados diretamente sobre a mão, de modo a que o impulso de cada compressão seja direto sobre o esterno.

-Para o adulto de tamanho normal, o esterno deve ser deprimido aproximadamente ½ a 1½ polegadas pela força fornecida pelo peso corporal do socorrista.

- A compressão esternal ideal é aquela que pode gerar um pulso carotídeo adequado.

- O socorrista deve libertar a pressão após cada compressão para permitir que o sangue flua para o tórax e para o coração.

- A duração de cada compressão deve ser de 50% do ciclo de libertação da compressão, com uma taxa de compressão torácica de 80 a 100 por minuto.

Compressões torácicas para uma criança

Comprimir o esterno em pelo menos um terço da profundidade do tórax:

- Para evitar comprimir a parte superior do abdómen, localizar a ponta do processo xifoide e comprimir o esterno um dedo acima deste ponto.

- Empurra com força e depressa.

- Libertar completamente a pressão após cada batida e utilizar uma taxa de 100 a 120 compressões por minuto.[152]

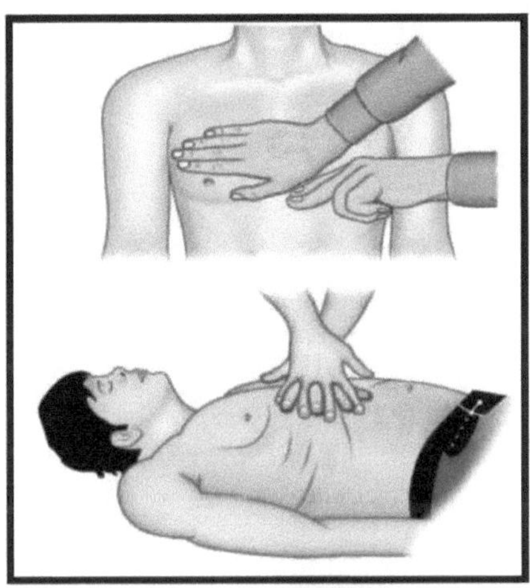

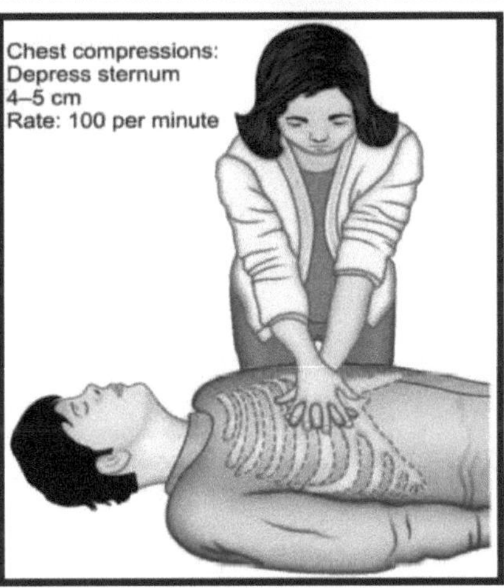

Figura 31.Ato C: Representação esquemática da compressão torácica

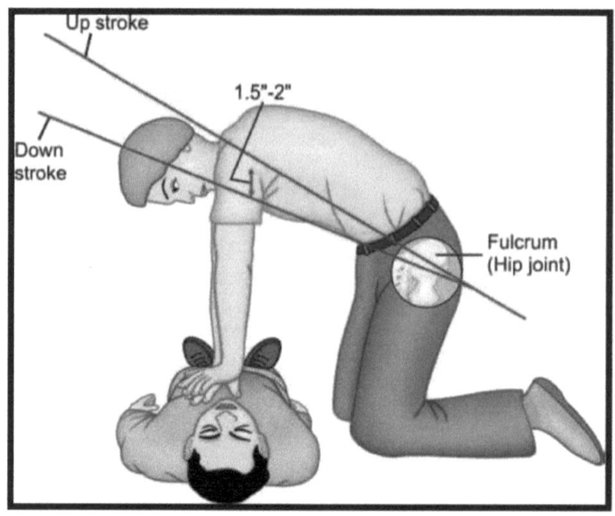

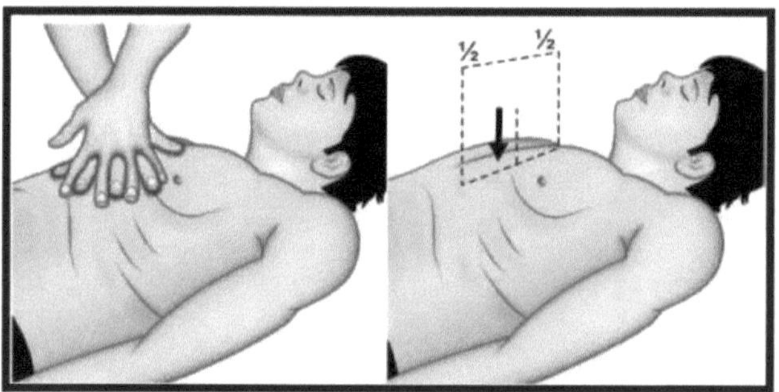

Figura 32 A a C: Massagem cardíaca externa: Compressão torácica mostrando a posição correta do socorrista (com o ombro sobre o esterno da vítima e os cotovelos bloqueados)

D-Incapacidade determinada por um breve exame neurológico

- Após o estabelecimento da via aérea e a estabilização do sistema cardiovascular, é efectuado um exame neurológico para avaliar o nível de consciência (Quadro 4).

- Um mini-exame neurológico muito rápido, que pode estabelecer o nível de **consciência** do doente, **a reação da pupila à luz e a presença ou ausência de quaisquer sinais de lateralização,** pode ser de grande ajuda no tratamento subsequente.

- A avaliação sistemática do doente inconsciente através da aplicação da Escala de Coma de Glasgow fornece uma classificação do coma através de uma escala numérica, que permite uma comparação em série e pode fornecer informações sobre o prognóstico. A GCS foi descrita por Teasdale e Jennett em 1974.

Quadro 4 Avaliação do nível de consciência

Glasgow Coma Scale	Score
Eye opening (E)	
Spontaneous	4
To speech	3
To pain	2
Nil	1
Motor response (M)	
Obeys	6
Localises	5
Withdraws	4
Abnormal flexion	3
Extensor response	2
Nil	1
Verbal response (V)	
Oriented	5
Confused conversation	4
Inappropriate words	3
Incomprehensible sounds	2
Nil	1

Pontuação de coma = E + M + V

Escala de coma de Glasgow pediátrica Abertura ocular (E) e resposta motora (M) iguais às dos adultos

A melhor resposta verbal (V) é classificada da seguinte forma

Age-appropriate verbalization	5
Cries but consolable, irritable, uncooperative, aware of environment	4

Irritable, persists cries, inconsistently Consolable	3
Inconsolable crying, unaware of the Environment	2
None	1

TRATAMENTO DEFINITIVO

* Deve ser efectuada após o levantamento primário e a estabilização inicial estarem concluídos.

* O objetivo do tratamento da fratura é devolver a força mecânica do local da fratura ao seu estado saudável e conseguir uma melhoria das funções normais dos músculos mastigatórios.

Considerações gerais sobre o tratamento

O tratamento das fracturas da mandíbula em crianças é geralmente conservador, com uma monitorização atenta, uma dieta suave, analgésicos e restrições ao exercício.[97] O objetivo de qualquer intervenção cirúrgica é restaurar e manter uma oclusão estável. A reconstrução de fracturas faciais pediátricas, em particular as fracturas mandibulares, requer uma compreensão do desenvolvimento craniofacial e das consequências da lesão no crescimento futuro.

Podem ser utilizados vários procedimentos cirúrgicos durante uma operação, incluindo a redução aberta formal e a fixação interna, a redução fechada com fixação maxilomandibular (MMF) e métodos de imobilização (ORIF).

A localização da fratura e o estado da dentição são os dois principais factores que determinam o tipo de modalidade de tratamento nestas situações.[97100]

1. Considerações de gestão com base na fase de desenvolvimento dentário

O crescimento do desenvolvimento de uma criança deve ser considerado quando se trata de uma fratura da mandíbula em idade pediátrica. O tratamento de uma fratura mandibular pediátrica deve ser efectuado de forma adequada com base na idade e na dentição disponível. Uma das maiores diferenças no tratamento de uma lesão traumática maxilofacial de uma criança é o estado variável da dentição.

Vários estudos sugeriram que a gestão da fratura mandibular em doentes pediátricos deve depender do tipo de fratura e da fase de desenvolvimento dentário e esquelético. O crescimento mandibular e o desenvolvimento da dentição são as principais preocupações no tratamento da fratura da mandíbula em idade pediátrica.[101,102]

A. Desde a infância até aos 2 anos de idade:

- Quando a fratura se situa na parte dentária da mandíbula: a fratura deve ser tratada como um problema de edentulismo.
- Uma tala de acrílico pode ser útil nestes casos para ajudar a imobilizar a fratura com a adição de fios circunmandibulares. A tala pode ser fixada através da abertura piriforme ou de um orifício de perfuração palatina paramediana para imobilizar a mandíbula.[98,102]

B. 2-4 anos de idade:

- Nesta fase, os dentes podem ser utilizados para fixação. A forma cónica dos dentes é passível de ser fixada com fios interdentários. Podem ser utilizados cabos de Risdon ou mini-barras de arco para tratar fracturas não deslocadas.

C. 5-8 anos de idade:

- É entre estas idades que surgem os maiores problemas no que respeita à fixação da mandíbula. Os dentes anteriores são de pouca ou nenhuma utilidade porque as raízes estão reabsorvidas nos dentes decíduos ou incompletamente formadas nos dentes permanentes.
- Estas dificuldades podem ser ultrapassadas através da construção de talas parciais maxilares e mandibulares do tipo "Gunning" com bloqueador oclusal. Esta tala mandibular é fixada por fios circunferenciais. A fixação da tala superior à maxila é efectuada através da utilização de fios pré-nasais, sendo a tala suspensa por dois fios que se apoiam no pavimento do nariz, um de cada lado do septo.

D. 9-11 anos de idade:

- Em pacientes desta faixa etária, os incisivos permanentes e os dentes do 1º molar podem ser utilizados com segurança para fixação, seja por meio de talas de cobertura ou barras de arco (Figura 33), plaqueamento ou fios transósseos, elásticos de barra de arco.

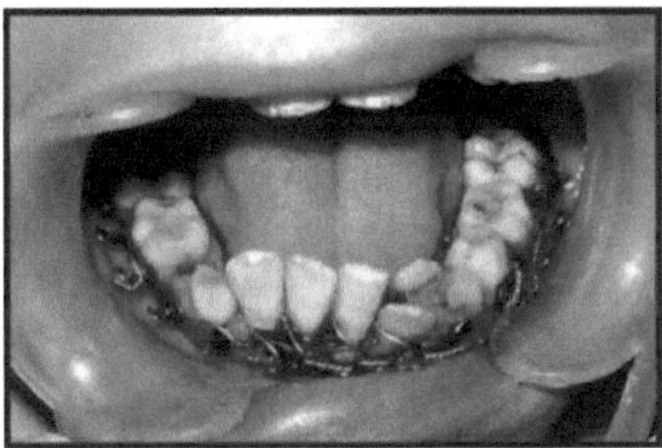

Figura 33. Esplintagem com barra de arco

CONSIDERAÇÕES DE GESTÃO COM BASE NA LOCALIZAÇÃO DA FRACTURA

I. Fracturas condilares

- Na população pediátrica, o côndilo é o local mais comum de fratura.[104] Estas fracturas raramente requerem tratamento cirúrgico. As crianças com fracturas do côndilo têm geralmente uma amplitude de movimentos e uma oclusão adequadas.
- Alguns casos podem necessitar de um curto período de MMF durante 7 a 14 dias para reduzir a dor e corrigir pequenas más oclusões. A cirurgia deve ser reservada para os casos de fracturas com deslocação grave, má oclusão substancial e casos com luxação que obstrua ou limite a amplitude de movimento mandibular. Nestas indicações, deve ser efectuada uma abordagem cirúrgica submandibular ou pré-auricular.[105]
- As fracturas condilares são classificadas como **fracturas intracapsulares, fracturas do colo do côndilo alto e fracturas subcondilares.**

a. As fracturas intracapsulares podem resultar do impacto do queixo que dispersa a força nos côndilos, causando lesões do tipo esmagamento do disco articular.

b. As fracturas condilares altas não têm envolvimento articular, mas estão localizadas acima da incisura sigmoide. As fracturas do colo alto demonstram um bom potencial regenerativo e aderem apenas com tratamento conservador.

c. As fracturas subcondilianas estão localizadas mais caudalmente e são o tipo mais comum de fratura da mandíbula em idade pediátrica; são geralmente fracturas em "greenstick" e não requerem intervenção cirúrgica aberta.

- Quando o edema circundante tiver diminuído, a fisioterapia agressiva com amplitude de movimentos precoce na articulação temporomandibular (ATM) é a base do tratamento.
- Nas crianças mais pequenas, os exercícios de amplitude de movimentos podem ser efectuados com um chupa-chupa grande.
- Em crianças mais velhas, a utilização de paus de gelado empilhados pode ser utilizada com um aumento constante do número de paus para aumentar a abertura dos incisivos. Previne a anquilose e a disfunção da ATM. Os pacientes com maior risco de anquilose pós-traumática do côndilo são as crianças com menos de 3 anos e aquelas com um período prolongado (geralmente superior a 3 semanas) de imobilização maxilomandibular.
- Na ausência de má oclusão, muitas destas fracturas podem ser tratadas com observação, juntamente com analgésicos adequados e uma dieta mole (ou líquida).
- Muitas vezes, um curto período de imobilização (7-10 dias e não mais de 3 semanas) seguido de uma função precoce é benéfico quando há uma má oclusão ou presença de dor.
- Após a imobilização, é indicado um período de 3 semanas (alguns autores dizem 6-8 semanas) de fisioterapia, que consiste em exercícios de abertura mandibular guiados por elásticos. Isto promove a remodelação do coto condilar e previne a anquilose.

- Alguns autores recomendam um tratamento que consiste em barras de arco na maxila e na mandíbula, aplicando um fulcro no molar distal do lado afetado, com elásticos frontais. Quando esta técnica é utilizada, é considerada como uma "distração do calo" com função limitada. Esta é realizada através da aplicação de resina acrílica no molar mandibular mais distal do lado afetado, criando assim uma mordida aberta frontal com uma distância de 3 a 4 mm entre os incisivos superiores e inferiores.[106]
  - Nas fracturas condilares bilaterais, o fulcro é posicionado em ambos os molares mandibulares distais. Nos primeiros 2 a 3 dias após o acidente, são colocados elásticos fortes anteriormente, imobilizando a mandíbula e proporcionando repouso para a área condilar traumatizada.
  - Cerca de 3 dias após o acidente, estes elásticos são substituídos por elásticos mais leves,

permitindo ao paciente uma função guiada limitada. Isto é considerado como uma espécie de distração calo/osso, prevenindo a anquilose e proporcionando condições favoráveis de remodelação.

- Isto é continuado durante 2 a 4 semanas. Dependendo da gravidade do traumatismo condilar, pode ocorrer um encurtamento do ramo ascendente e um desvio da mandíbula para o lado afetado ao abrir a boca.

- No estudo prospetivo de Lund[63] de 38 doentes, verificou que a assimetria facial clínica melhorou com o tempo em metade dos doentes. O lado fracturado cresceu mais do que o lado não fracturado em 30% dos casos.

- Normalmente, apenas os casos de fratura intracapsular cominutiva tinham maior probabilidade de se tornarem mais pequenos do que o lado não afetado e de desenvolverem um agravamento da assimetria facial. As anomalias de crescimento são mais frequentemente registadas apenas nos doentes que sofreram lesões por esmagamento intracapsular no início da infância.

- Acredita-se que a abordagem conservadora deve ser considerada como a primeira escolha de tratamento das fracturas condilares. É provável que ocorra união, desde que haja contacto entre os fragmentos ósseos proximal e distal. Tem sido demonstrado em inquéritos subjectivos que os pacientes afectados têm uma elevada taxa de satisfação com a sua função e oclusão, mesmo que as aberrações radiológicas do côndilo e da ATM persistam.[107, 109]

- O acompanhamento a longo prazo das fracturas do côndilo é importante, e a consulta com um ortodontista é muitas vezes um complemento útil ao tratamento em determinados casos. Geralmente, existem muito poucas indicações para a redução aberta e fixação interna nas fracturas condilares pediátricas.[30,100]

- As excepções podem incluir fracturas condilares severamente deslocadas, em casos com amplitude de movimento mandibular limitada devido a obstrução, ou em fracturas panfaciais de grandes crianças de 13 a 14 anos que requerem o restabelecimento de um ponto de referência vertical. Nestas circunstâncias, a cirurgia pode ser realizada através de uma abordagem pré-auricular ou submandibular, dependendo da localização específica da fractura. Existem muitas técnicas explicadas na literatura para uma abordagem aberta das fracturas condilares.[104106, 110112]

II. <u>FRACTURAS SINFISÁRIAS E PARASSINFISÁRIAS</u>

- Aproximadamente um terço das fracturas condilares terá uma fratura sinfisária associada. Apesar de serem difíceis de visualizar nas radiografias tradicionais, as fracturas da sínfise estão entre as mais fáceis de tratar devido à sua localização anterior.

- Nas fracturas sinfisárias e parassinfisárias, a musculatura submental exerce uma força descendente e retrusiva.

- Dependendo da fratura, isto pode causar a deslocação dos segmentos. Nas fracturas com deslocação mínima a moderada, a redução pode ser conseguida com uma manipulação cuidadosa do doente sob anestesia.

- Os métodos de imobilização e a MMF (fixação maxilomandibular) são técnicas de tratamento adequadas para estas fracturas.

- Em pacientes jovens, a preocupação é com o broto dentário do canino inferior. O broto dentário está localizado próximo à borda inferior da mandíbula e é muito superficial ao córtex lateral.

- O córtex ósseo nesta área tem aproximadamente 1 mm de espessura. Se for efectuada uma ORIF, deve ser evitada a colocação de parafusos nesta área.

- O bordo inferior da mandíbula pode ser reduzido através de fixação com arame ou miniplacas monocorticais, mas deve ter-se muito cuidado ao colocar os parafusos para evitar lesões nos botões dentários subjacentes. Pode ser utilizada uma placa mais comprida sobre a região dos caninos, o que permite a colocação de parafusos longe desta área.

- Se for utilizada a ORIF, a redução manual da fratura com um assistente ou a fixação intermaxilar intra-operatória é utilizada para garantir o alinhamento oclusal.

- Os fios intermaxilares são cortados antes da extubação e a barra da arcada inferior é deixada no local para atuar como banda de tensão. Isto permite o funcionamento imediato da mandíbula. A banda de tensão da barra do arco inferior é deixada no local durante aproximadamente 5 semanas após a cirurgia, exceto nas fracturas angulares. Se o cirurgião optar por remover as placas de fixação rígida e os parafusos, isto é frequentemente efectuado 5 semanas a 3 meses após a cirurgia e requer uma anestesia geral. As restantes barras do arco podem ser removidas durante esta mesma operação.

- Em alternativa, em vez de uma banda de tensão da barra de arco, pode ser utilizado um fio de aço inoxidável como banda de tensão, ligando os dentes à volta da linha de fratura. [35,113]

- No entanto, vários estudos recomendaram a utilização de talas acrílicas pré-fabricadas como tratamento para fracturas mandibulares pediátricas (Figura 34-37). Estas talas são mais fiáveis do que a redução aberta ou as técnicas IMF no que diz respeito à relação custo-eficácia, facilidade de aplicação e remoção, tempo de operação reduzido, estabilidade máxima durante o período de cicatrização, trauma mínimo para as estruturas anatómicas adjacentes e conforto para os pacientes jovens.[114]

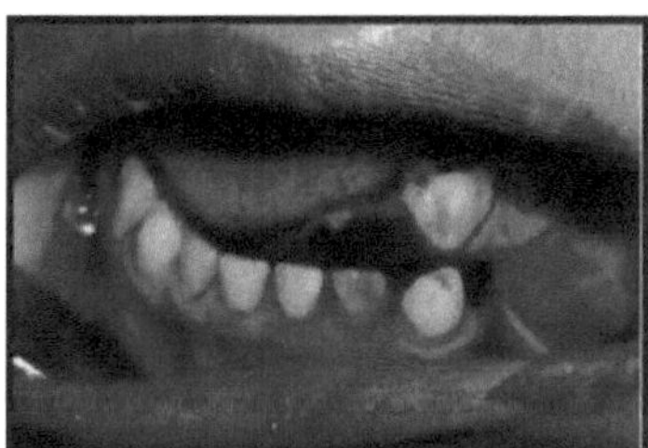
Figura 34: Fotografia pré-operatória após trauma

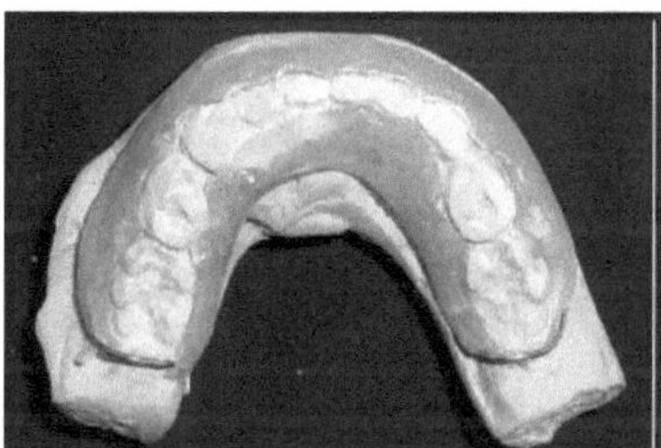
Figura 35: Molde mandibular com tala acrílica oclusal aberta

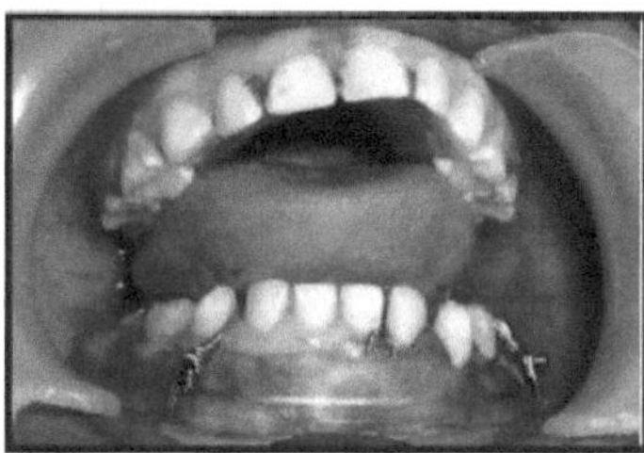
Figura 36: Fotografia pós-operatória após a colocação do fio Cireummandibular

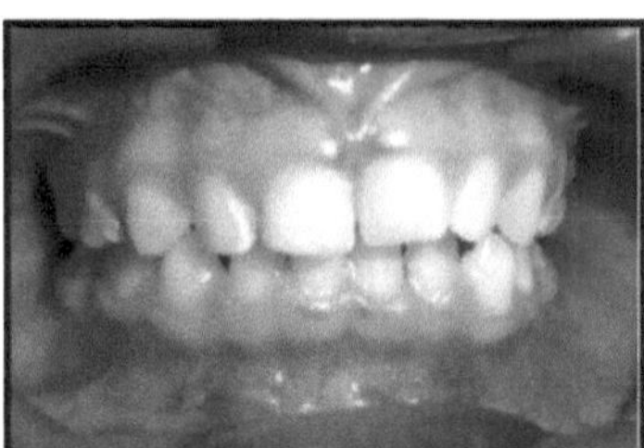

Figura 37: Acompanhamento após 2 meses mostrando o fechamento do espaço

- Laster et al,[115] descreveram agrafos de níquel-titânio que são inseridos de forma relativamente não invasiva e indolor e a sua eventual remoção, se necessária, é feita tão rapidamente como a sua inserção, facilitada pelo facto de os agrafos não serem osteointegrados. Devido à sua localização superficial, há pouco risco de inibir e deformar o desenvolvimento do osso facial ou de ter quaisquer estruturas estratégicas proximais, tais como nervos e dentição em desenvolvimento. Além disso, a compressão reduzida exercida pelos agrafos sobre os fragmentos ósseos resulta numa cicatrização primária sem produção de calo.

- Os brackets ortodônticos modificados têm sido utilizados para a fixação maxilomandibular (MMF).[116]

- A resina ortodôntica tem sido utilizada para a fixação de fracturas mandibulares em crianças. [117]

- Foram utilizados elásticos de borracha ortodônticos em combinação com brackets ortodônticos fixos para criar uma força horizontal compressiva marginalmente sobre o local da fratura mandibular de um lado para o outro.

- Um aparelho de tala ortodôntica modificado foi aplicado a fracturas em que duas bandas ortodônticas são colocadas nos segundos molares primários com fios de aço inoxidável arredondados soldados a eles no lado vestibular e lingual. [118]

- Verificou-se que foi conseguido um tratamento bem sucedido através de uma técnica conservadora utilizando uma tala acrílica no tratamento de uma fratura pediátrica da mandíbula numa criança do sexo feminino de 12 anos de idade. A paciente com fratura mandibular isolada foi tratada com tala acrílica e fio interdentário, seguida de avaliação da cicatrização clínica e radiográfica, bem como do estado somatossensorial. A paciente demonstrou união clínica à sua oclusão pré-lesão em três a quatro semanas. Os resultados da panorâmica corroboraram os resultados do exame clínico ao longo do estudo. O elevado potencial osteogénico da mandíbula pediátrica permitiu que a gestão conservadora fosse bem sucedida neste caso (Figura 38,39).[114]

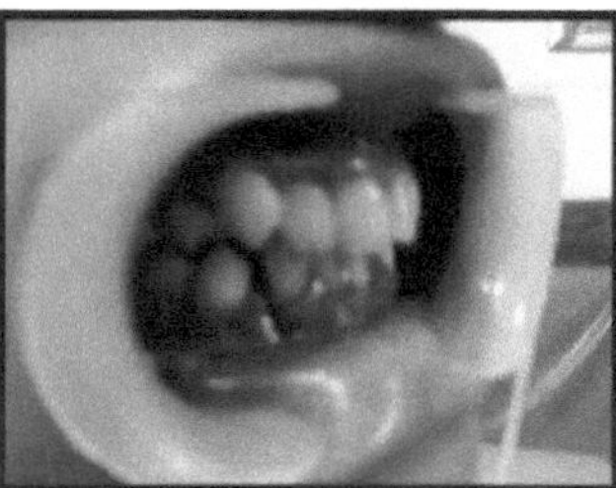

Figura 38: Linha de fratura vertical entre o canino inferior direito e o primeiro pré-molar

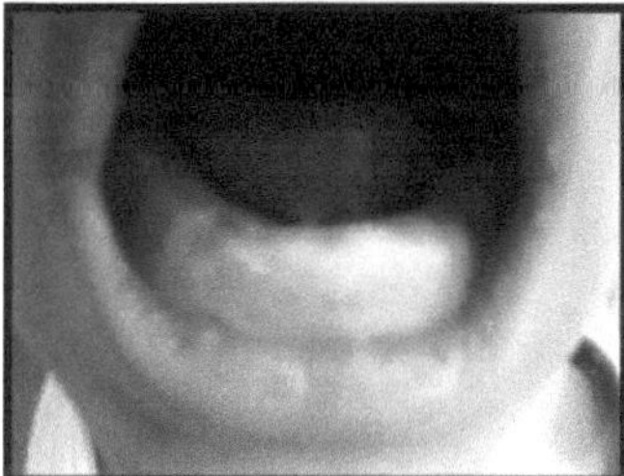

Figura 39: Tala em acrílico duro

* Kushalappa et al[119] relataram um caso de tratamento conservador de uma fratura da parassínfise mandibular e do corpo da mandíbula perto do ângulo da mandíbula, utilizando uma tala de tampa fechada formada a vácuo num paciente de cinco anos de idade (Figura 46-48).

* Foi utilizada uma tala de cobertura formada a vácuo e foi conseguida uma retenção adicional através de colagem química com cimento de ionómero de vidro. O sucesso clínico obtido no presente caso de fratura da parassínfise e do corpo com talas de cobertura fechada formadas a vácuo significa que se trata de uma técnica eficaz.

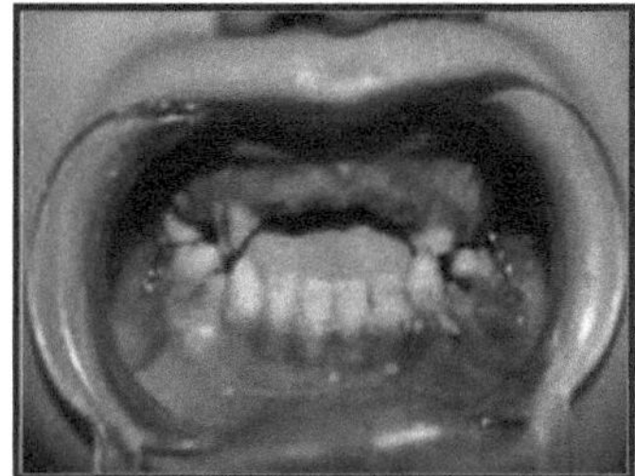

Figura 40: Pré-operatório

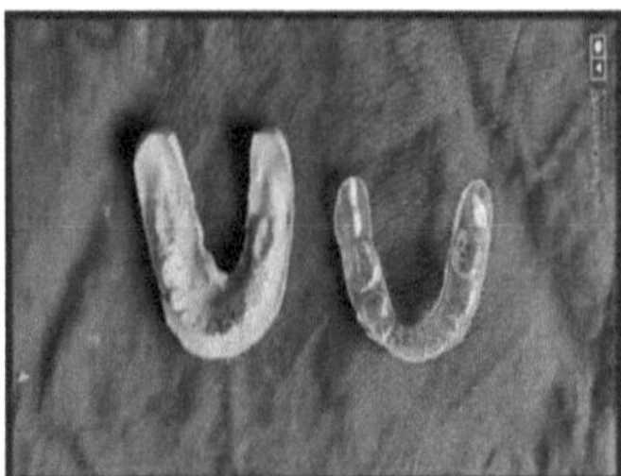

Figura 41: fabrico da tala de cobertura

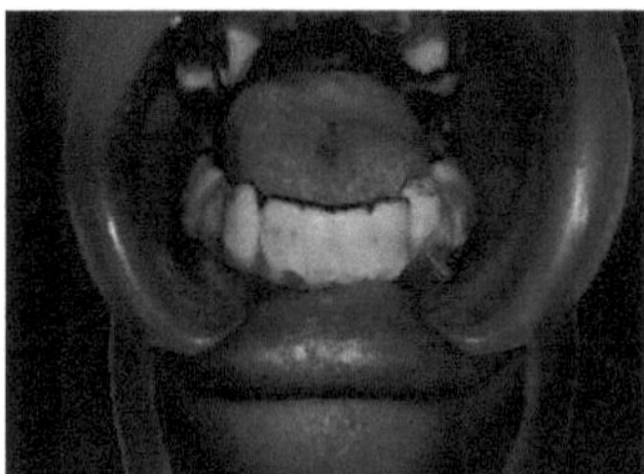

Figura 42: a tala da tampa foi cimentada

A ênfase no estado de oclusão é importante nestas fracturas, uma vez que várias forças musculares deformantes podem atuar de forma diferenciada nesta porção da mandíbula. Por isso, o acompanhamento rigoroso desses pacientes é essencial para o seu cuidado, e qualquer novo achado deve ser investigado com reexame e exames de imagem.

III.   <u>**FRACTURAS DO ÂNGULO E DO RAMO**</u>

- As fracturas em "pau verde" são comuns no ângulo e podem ser tratadas de forma conservadora. A imobilização da fratura no ângulo é ligeiramente mais difícil, uma vez que não é passível de talas. No entanto, se o ângulo não estiver significativamente deslocado, a redução fechada com colocação do doente em MMF é normalmente suficiente para tratar a maioria das fracturas. A ORIF é necessária apenas em fracturas altamente cominutivas ou quando não é possível obter uma redução aceitável com métodos menos invasivos. Ao colocar o ângulo, a adição de uma incisão extra-oral pode ser benéfica para conseguir uma exposição adequada da fratura e para permitir uma instrumentação mais fácil.[106,120]

- As fracturas não deslocadas são comuns e podem ser tratadas apenas com dieta mole se a oclusão não for perturbada.

- Se existirem fracturas bilaterais, o doente deve ser tratado com MMF.

- A fratura deslocada dos ângulos requer uma redução aberta, uma vez que o fragmento proximal não pode ser reduzido ou controlado com o MMF ou uma tala.

- A presença de dentes em desenvolvimento na mandíbula requer a colocação de fios transósseos, mas estes devem ser mantidos o mais próximo possível do bordo inferior. Isto pode ser efectuado através de uma abordagem transoral ou extraoral. O paciente é então colocado no MMF durante 2 a 3 semanas. [121124]

Capítulo 9 : Complicações pós-operatórias

- Nas crianças, a formação óssea e a biomecânica da mandíbula, bem como a presença de germes dentários, constituem um desafio para o cirurgião maxilofacial quando as fracturas da mandíbula têm de ser tratadas, uma vez que existe o risco de complicações imediatas, precoces e tardias, tanto das fracturas como do seu tratamento.

1. Anquilose

- Esta é uma complicação frequentemente descrita, mas raramente observada no paciente pediátrico. O traumatismo da região da ATM que resulta em fratura do côndilo ou da região subcondilar alta pode levar à formação de osso na cabeça do côndilo/ fossa glenoide e à sua volta.
- A redução inadequada das fracturas da mandíbula pode levar a uma fixação com consequente alargamento da mandíbula e um côndilo que funciona lateralmente à fossa glenoide. Estes cenários podem resultar em anquilose óssea, que é um problema difícil de tratar com sucesso.
- O tratamento da anquilose pode envolver a ressecção da anquilose óssea seguida de reconstrução com um enxerto costocondral ou osteogénese de distração. O crescimento do enxerto costocondral é bastante variável e requer um atraso no início da fisioterapia durante 10-14 dias após a reconstrução (enquanto os doentes com distração podem começar imediatamente).
- A melhor forma de prevenir a re-anquilose é através de uma ressecção óssea adequada combinada com fisioterapia pós-operatória, que é crucial na prevenção da re-anquilose. Para tal, é necessário que a cirurgia seja efectuada num doente com idade adequada e que possa participar na fisioterapia pós-operatória.[125]
- A técnica de Kaban permite corrigir a anquilose óssea.[126]

2. Perturbação do crescimento

- Um estudo retrospetivo que avaliou os resultados adversos em populações pediátricas observou que 2 de 57 pacientes (3,5%) com fracturas isoladas da mandíbula apresentavam hipoplasia mandibular pós-lesão.[125]
- As fracturas da mandíbula em idade pediátrica, especialmente as da região

condilar/subcondilar, devem ser seguidas durante o crescimento para avaliar a existência de perturbações no crescimento. Isto é mais frequentemente observado como desvio da ponta do queixo e discrepâncias da linha média dentária.

- Uma radiografia panorâmica (ortopantomograma) confirmará a suspeita clínica de hipoplasia da mandíbula na sequência de um traumatismo. O tratamento dependerá da idade e da gravidade da assimetria - na maioria das vezes, a correção cirúrgica incluirá ortodontia em conjunto com cirurgia ortognática.

- De acordo com um estudo retrospetivo realizado no Hospital for Sick Children (Toronto, Canadá) com 88 pacientes com fracturas da mandíbula, as crianças com maior probabilidade de necessitar de cirurgia ortognática após uma fratura da mandíbula foram as que tinham entre 4 e 7 anos (22%) e 8 e 11 anos (17%). Como esperado, estes distúrbios de crescimento resultaram mais frequentemente de traumas condilares.[125]

- Uma vez que a cicatrização óssea é tão rápida na população pediátrica, um curto período de 6-8 semanas é muitas vezes tudo o que é necessário para a fixação interna. A remoção nessa altura reduzirá o crescimento ósseo excessivo do hardware, o que pode dificultar a remoção da placa numa data posterior, e também aliviará a preocupação com a restrição do crescimento.

3. **Malunião/Maloclusão**

- Normalmente, os pacientes pediátricos que desenvolvem ou têm uma má oclusão persistente após uma fratura com ou sem intervenção cirúrgica são observados sem qualquer outra intervenção cirúrgica até o crescimento estar concluído.
- O encaminhamento para um ortodontista com uma abordagem combinada para a correção é frequentemente a melhor solução.
- Algumas más oclusões menores podem ser passíveis de correção ortodôntica isoladamente, enquanto outras apresentações mais graves exigirão um esforço combinado para corrigir o problema subjacente.
- Tabela 5: Complicações pós-operatórias após o tratamento da fratura mandibular por várias modalidades de tratamento

Tabela 5 Complicações pós-operatórias relatadas por vários autores

Author (year)	Study type	Number of cases (Age) [Fracture site]	treatment	Postoperative characteristics evaluated	Postoperative complications	Follow-up
Farber et al.[127] (2016)	retrospective	1 patient (5 years) [Left parasymph ysis]	IMF with zero silk sutures and posterior ORIF (GA)	Occlusion and mouth opening	None	3 months
Singh et al.[128] (2016)	prospective	60 patients (Range 8–15 years) [Body, angle, and parasymph ysis]	ORIF with extraction of the tooth in the fracture line	Bite force recording, TMJ function, aesthetics, and complications	2 soft tissue infection, 2 nerve injury (paresthesia), 1 implant exposure, 1 malocclusion	6 months
Khairwa et al.[129] (2015)	prospective	6 patients (Range 2–5 years) [Parasymphy sis]	Acrylic cap splint and circummandibu lar wiring	Occlusion (radiographic)	1 malocclusion, 3 postoperative swelling, 2 postoperative pain	12 months
Bhola et al.[130] (2014)	retrospective	10 patients (Range 5–9 years) [Body, parasymph ysis, and symphysis]	Manual reduction of fracture + lateral compression acrylic splint (open occlusal and reinforcement with 19 gauge wire) w/circum-mandibular wiring	Occlusion, healing/ fragment union, dental eruption, TMJ problems	1 postoperative submental infection (resolved with antibiotic therapy)	6 months
Kale et al.[131]	Case series	10 patients (Range 1–11	Acrylic splint with	Occlusion, poor union, infection,	None	6 months

(2013)		years; average 6 years) [Symphysis, parasymphysis]	circummandibular wiring for 2–3 weeks	healing, TMJ problems, pain, trismus		
Hegab et al[132] (2012)	Case series	5 patients (Range 3–7 years) [Symphysis or parasymphysis or body]	Acrylic splint and circummandibular wiring (steel wire) for 4 weeks	Occlusion, infection, mandible symmetry, ankylosis, growth	None	4 years

CAPÍTULO 10: AVANÇOS RECENTES NO TRATAMENTO DA FRACTURA MANDIBULAR EM PACIENTES PEDIÁTRICOS

Aplicação de CAD (desenho assistido por computador) e impressão 3D (tridimensional) no tratamento de fracturas múltiplas da mandíbula em idade pediátrica

- Vários estudos na literatura têm recomendado a utilização de talas com fios Cireummandibular como uma opção viável para o tratamento de fracturas mandibulares pediátricas.[130,133]

- A abordagem convencional de fabrico de talas, apesar de ser económica e proporcionar facilidade de aplicação e remoção, tem algumas deficiências, tais como procedimentos laboratoriais pré-operatórios intensivos, como a recolha de impressões, a criação de modelos de pedra dentária e, finalmente, o fabrico de talas com base na cirurgia de modelos de pedra dentária.

- Uma vez que estes procedimentos são de natureza manual, podem implicar potenciais erros humanos que podem eventualmente resultar num plano de tratamento incorreto.

Assim, com o advento das tecnologias de imagiologia 3D, CAD e fabrico assistido por computador, a estratégia para manobrar o planeamento pré-operatório em cirurgias maxilofaciais foi substancialmente melhorada. A combinação de conjuntos de dados de TC (DICOM) com um software CAD adequado torna possível o planeamento cirúrgico virtual (VSP).

Além disso, a consolidação do VSP com tecnologias de impressão 3D ajuda ainda mais a fornecer uma tradução exacta do plano de tratamento desejado para a realidade.[134137]

- Com base na assimilação das tecnologias supracitadas, foi construída a possibilidade de aplicação de uma tala de cobertura digital específica do doente para o tratamento de fracturas mandibulares pediátricas, proporcionando resultados mais precisos.[136]

- Técnica - No tratamento de fracturas pediátricas, o CAD é utilizado para restaurar a mandíbula deslocada para a posição correta com precisão, com a ajuda de tomografia computorizada (TC) ou imagens de ressonância magnética (RM), e depois podem ser criados modelos anatómicos específicos do doente utilizando a impressão 3D. Este método melhora diretamente a compreensão da anatomia do doente por parte do cirurgião, incluindo as áreas de osso fracturado e de osso normal.

- Mais importante ainda, os implantes, como as placas e os parafusos de titânio, podem ser construídos com base nos modelos específicos dos doentes pediátricos, o que protegeria os germes dentários aquando da realização de uma cirurgia de fixação interna rígida. Com base no CAD e na impressão 3D, o articulador pode ser utilizado para fabricar uma placa dentada de posicionamento específico, semelhante à tala cirúrgica.[138]
- A placa de posicionamento ajuda a tratar a fratura condilar e fixa os dentes deslocados e a mandíbula.
- A placa de titânio e a placa de mordida personalizadas baseadas em impressão 3D e CAD são inovadoras, mais precisas e menos invasivas.
- Du et al relatam[138] um caso de uma criança do sexo feminino de cinco anos de idade, no qual demonstram a utilização eficaz de CAD, impressão 3D e fixação interna rígida no tratamento de fracturas mandibulares múltiplas. Com base nos modelos articulados, pré-dobraram as placas de titânio e construíram uma placa de posicionamento multifuncional que ajudaria a obter uma oclusão normal e a restaurar a morfologia mandibular. Também fornece uma referência para o tratamento de fracturas da mandíbula num único local. Neste doente, este método foi altamente eficaz com menos trauma cirúrgico e ajudou a evitar danos nos germes dentários e a permitir o desenvolvimento ósseo normal em fracturas pediátricas da mandíbula. (Figura 43-46)

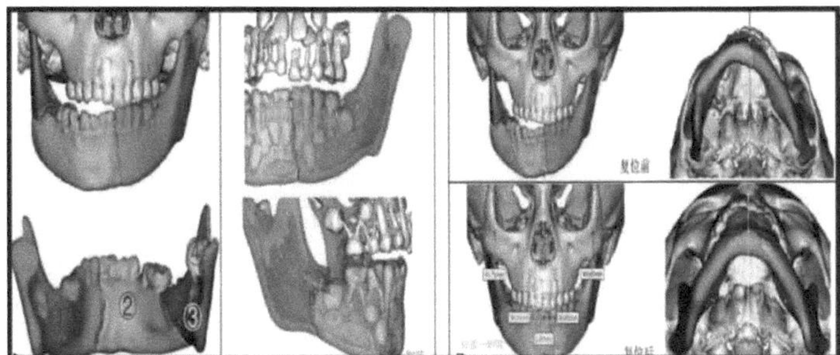

Figura 43: As imagens após a reposição virtual obtidas por tecnologia CAD. CAD = desenho assistido por computador.

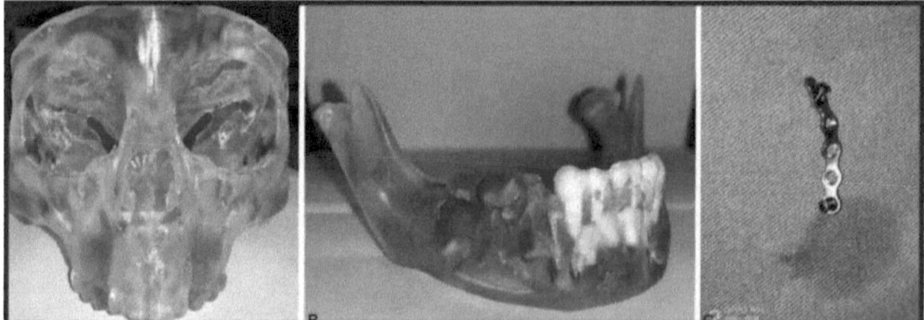

Figura 44. A e B. Os modelos da maxila e da mandíbula com germes dentários. C. Placa de titânio

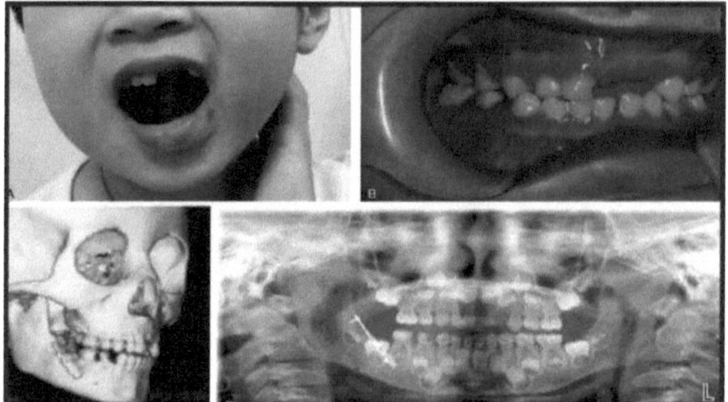

Figura 45. A, a abertura da boca um mês após a cirurgia.

B, C e D, relação de oclusão após 3 meses de cirurgia

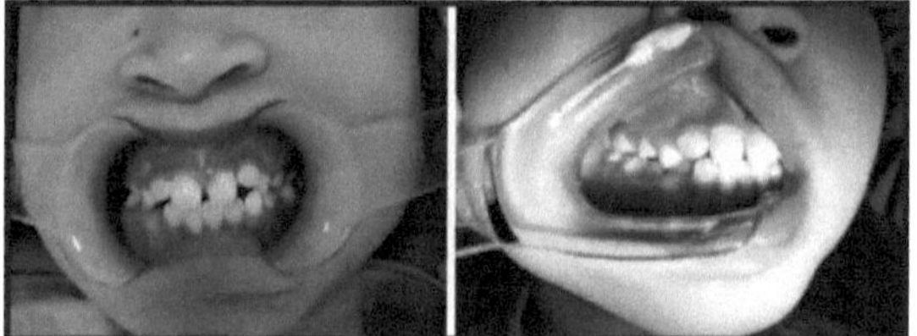

Figura 46. A oclusão aos 21 meses após a cirurgia

- Este relato de caso destaca o tratamento de fracturas mandibulares múltiplas pediátricas com base em CAD, impressão 3D e RIF (fixação interna rígida).

Este método apresenta as seguintes vantagens:

1. Reduzir cicatrizes cirúrgicas e traumas cirúrgicos

2. O posicionamento da placa de mordida para tratar as fracturas condilares e mandibulares pode reduzir o trauma cirúrgico.

3. Proteger os botões dos dentes permanentes: A tecnologia CAD e de impressão 3D ajuda a

visualizar os botões dentários, a pré-dobrar a placa de titânio e a projetar a posição dos parafusos de titânio, de modo a evitar lesões nos germes dos dentes permanentes.

4. Menor impacto psicológico nas crianças.

5. Melhorar a eficiência cirúrgica e fixar adequadamente a fratura.

Sistemas de fixação reabsorvíveis versus não reabsorvíveis

* A utilização de sistemas de fixação reabsorvíveis tornou-se rotina em vários tipos de cirurgia de reconstrução craniofacial. Estes materiais proporcionam uma fixação rígida temporária para que ocorra a cicatrização óssea e degradam-se ao longo do tempo à medida que o osso reconstruído recupera a sua força.

* Estas caraterísticas são particularmente ideais para a população pediátrica, na qual o crescimento e a renovação óssea criam potenciais problemas para as placas não reabsorvíveis e permanentes.

* A placa biodegradável ideal é mecanicamente forte e sofre reabsorção num período de tempo previsível.

* As composições químicas variáveis destas placas tentam equilibrar um processo de degradação rápido, minimizando as reacções inflamatórias locais de corpos estranhos.

* As vantagens das placas e parafusos reabsorvíveis de ácido poliláctico e poliglicólico atualmente disponíveis são: a sua radiolucidez e a eliminação da necessidade de voltar para remover o hardware.

* Normalmente, a sua resistência mantém-se durante 4 a 6 semanas, enquanto o processo de degradação completa pode demorar até 2 anos.

* No entanto, a aplicação de placas reabsorvíveis no tratamento de fracturas faciais pediátricas, em particular de fracturas mandibulares pediátricas, não está atualmente generalizada.

* Atualmente, estão disponíveis comercialmente vários materiais, como o ácido poliláctico (PLA), o ácido poliglicólico (PGA) e a polidioxanona (PDS) e os seus copolímeros.

* Para além do SR-PLDLA aplicado, devem ser mencionados os copolímeros de ácido lático e poliglicólico, entre muitos outros materiais, como o copolímero (PLGA) constituído por 82% de PLLA e 18% de PGA, que está disponível comercialmente como Lactosorb (Walter Lorenz Surgical, Jacksonville, Fla) e Biosorb PDX (Linvatec Corp), uma mistura constituída por 80% de PLLA e 20% de PGA.

- Este material é especialmente recomendado para crianças devido a uma reabsorção mais rápida e a um menor risco de perturbação do crescimento do esqueleto de crescimento rápido.[139]

Capítulo 11: CONCLUSÃO

As fracturas da mandíbula representam uma grande parte das fracturas faciais na população pediátrica. A avaliação, o diagnóstico e o tratamento das fracturas da mandíbula no doente com traumatismo pediátrico são diferentes dos do adulto.

O tratamento de tais fracturas requer um conhecimento completo do crescimento e desenvolvimento da dentição, da mandíbula e das suas subunidades. Por conseguinte, o cirurgião deve também compreender a localização dos botões dentários subjacentes e do IAN durante cada fase de desenvolvimento, que são frequentemente encontrados na fase de dentição mista. Em casos de fracturas mandibulares de uma criança pequena, a rutura do envelope periosteal pode ter efeitos imprevisíveis no crescimento. Assim, se for necessária uma intervenção, é preferível a redução fechada.

O tratamento consiste em estabilizar a fratura durante um período de tempo suficiente para permitir a união óssea adequada. Este período pode ser de 2 a 3 semanas para uma criança pequena ou de 3 a 4 semanas para um adolescente. A oclusão dentária do doente é de importância primordial para um resultado bem sucedido.

Embora haja muitos aspectos a considerar quando se planeia tratar uma fratura mandibular, existem muitos princípios e diretrizes que podem ajudar a orientar o tratamento. É importante ter uma boa compreensão dos princípios éticos fundamentais, bem como dos elementos da redução fechada e aberta antes de efetuar o tratamento.

A redução fechada e a imobilização das fracturas da mandíbula provaram ser uma modalidade de tratamento previsível e bem sucedida para quase todos os tipos de fracturas da mandíbula. Entre as técnicas de redução fechada, devido às dificuldades técnicas do FMI, recomenda-se a utilização de talas acrílicas com fios circunferenciais, que continuam a ser o tratamento de eleição em crianças pequenas.

A fixação interna por redução aberta tornou-se lentamente uma forma de tratamento mais aceite em fracturas deslocadas e difíceis, nas quais é necessário um controlo tridimensional dos segmentos da fratura. As placas de titânio de baixo perfil têm encontrado um papel legítimo no tratamento das fracturas da mandíbula. As placas reabsorvíveis ainda não foram aprovadas pela Food and Drug Administration dos EUA para utilização em regiões de suporte de carga como a mandíbula, embora alguns profissionais tenham conseguido uma utilização off- label bem sucedida de placas reabsorvíveis auto-reforçadas. As placas reabsorvíveis continuam a ser promissoras no futuro.

Por último, existem muitas modalidades de tratamento disponíveis para servir estes jovens doentes. Tendo em conta as circunstâncias particulares de cada criança, o tratamento ideal é frequentemente a opção mais conservadora disponível.

A aplicação de toda esta informação, juntamente com a compreensão das várias técnicas disponíveis para o tratamento de fracturas, é integrada para fazer a recomendação final relativa ao tratamento, num esforço para evitar complicações a curto e a longo prazo.

A responsabilidade do pedodontista reside na preservação, restauração da aparência (estética) sem prejudicar a função. A chave para um tratamento bem sucedido reside no estabelecimento da harmonia dentro do complexo orofacial. O pedodontista e a sua equipa têm uma enorme oportunidade de melhorar a qualidade de vida das crianças que os procuram para cuidados de saúde. Devido à relação íntima e de longo prazo, temos a oportunidade de criar um impacto nas suas vidas.

BIBLIOGRAFIA

1 Dergin G, Emes Y, Aybar B. Avaliação e gestão da fratura mandibular. InTrauma em Odontologia 2019. IntechOpen.

2 Bobrowski AN, Torriani MA, Sonego CL, Carvalho PD, Post LK, Júnior OC. Complicações associadas ao tratamento de fraturas da porção dentada da mandíbula em pacientes pediátricos: uma revisão sistemática. Revista internacional de cirurgia oral e maxilofacial. 2017; 46(4): 465-72.

3 Jain P, Yeluri R, Gupta S, Lumbini P. Tratamento da fratura parassinfisária mandibular pediátrica com tala de acrílico fechada: relato de um caso. Ann Dent Spec. 2015; 3(1): 45-7.

4 Marwah N. Livro de texto de odontologia pediátrica. JP Medical Ltd; 2018.

5 Ferreira PC, Amarante JM, Silva PN, Rodrigues JM, Choupina MP, Silva ÁC, Barbosa RF, Cardoso MA, Reis JC. Estudo retrospetivo de 1251 fracturas maxilofaciais em crianças e adolescentes. Cirurgia Plástica e Reconstrutiva. 2005; 115(6): 1500-08.

6 Davison SP, Clifton MS, Davison MN, Hedrick M, Sotereanos G. Fracturas mandibulares pediátricas: uma técnica de mão livre. Arquivos de cirurgia plástica facial. 2001; 3(3): 185-89.

7 Demianczuk AN, Verchere C, Phillips JH. O efeito no crescimento facial de fracturas mandibulares pediátricas. Journal OfCraniofacial Surgery. 1999; 10(4): 323-28.

8 Sodhi SP, Brar G, Brar RS, Bhardwaj J, Jain A. Fixação modificada de fios circunmandibulares utilizando tala acrílica para o tratamento de fratura deslocada da parassínfise mandibular: Um relato de caso. J Stomatognathic Sci. 2015; 5(1):10-3.

9 Bhagol A, Singh V, Singhal R. Management OfMandibular Fractures. Um livro de texto de cirurgia oral e maxilofacial avançada. 2013; doi:10.5772/53854

10. Johansson B, Krekmanov L, Thomsson M. Osteossíntese com miniplaca de fracturas mandibulares infectadas. J Craniomaxillofac Surg. 1988 Jan;16(1):22-7. doi: 10.1016/sl010-5182(88)80009-x. PMID: 3422237.

11. Khatri A, Kalra N. Uma abordagem conservadora para a gestão da fratura mandibular pediátrica: resultados e vantagens. Indian J Dent Res. 2011; 22(6): 873-6.

12. Eppley BL. Utilização de placas e parafusos reabsorvíveis em fracturas faciais pediátricas. J Oral Maxillofac Surg. 2005; 63(3): 385-91.

13. Kaban LB. Diagnóstico e tratamento de fracturas dos ossos faciais em crianças 1943-1993. J Oral Maxillofac Surg. 1993; 51(7): 722-9.

14. Blakey GH III, Ruiz RL, Turvey TA. Gestão de fracturas faciais em doentes em crescimento. In: Fonseca RJ, Walker RV, eds. Oral and Maxillofacial Trauma. 2ª ed., Vol. 2. Vol. 2. Philadelphia,

Pa: WB Saunders, 1003-41, 1997.

15. Nilesh K, Karandikar S. IMF Screws as an Alternative to Arch Bar Fixation in Management of Mandibular Fracture. Internationaljournal of dental clinics. 2011; 3(1): 82-3.

16. Lloyd T, Nightingale C, Edler R. The use of Vacuum-formed splints for intermaxillary fixation in the management of unilateral condylar fractures. Br J Oral MaxillofacSurg. 2001; 39(1): 301-03.

17. Dhiravia E, Ramkumar S, Abraham D. Talas termoformadas no tratamento da fratura mandibular pediátrica - Um relato de caso, SRMUniversity Journal of Dental Sciences. 2010; 1(3): 240-42.

18. Choubey S, Shigli A, BandaN, Vyawahare S. Talas formadas a vácuo: Novo método para o tratamento de traumatismos oro-faciais. J Indian SocPedoPrevDent. 2014; 32(4): 353-56.

19. Reddy H, Reddy A, Reddy NV, Mallela MK, Srinath K, Reddy S. Gestão de fratura do corpo mandibular em um menino de 4 anos de idade: um relato de caso. Int J Adv PediatricDentistry 2016; 1(1).27-30

20. Nilesh K, Sawant A, Taur S, Parkar MI. Gestão de fracturas mandibulares múltiplas numa criança com osteogénese imperfeita utilizando talas termoformadas retidas na barra de arco: uma nova técnica. J ClinPed Dentistry 2016; 40(4): 322-27.

21 Nilesh K, Mahamuni A, Taur S, Vande AV. Uma nova técnica simples para a gestão de uma fratura dentoalveolar num paciente pediátrico utilizando uma tala formada a vácuo. J Dent Res DentciinDentProspects. 2020; 14(1): 68-72.

22 Sanu OO, Ayodele A, Akeredolu MO. Tratamento de fratura mandibular pediátrica utilizando uma tala termoplástica ortodôntica formada a vácuo: Um relato de caso e revisão da literatura. Niger J Clin Pract. 2017; 20(5): 637-41.

23 Kocabay C, Ataç MS, Oner B, Ghngor N. O tratamento conservador da fratura mandibular pediátrica com tala cirúrgica pré-fabricada: relato de um caso. Dent Traumatol. 2007; 23(4): 24750.

24 Imahara SD, Hopper RA, Wang J, et al. Padrões e resultados de fracturas faciais pediátricas nos Estados Unidos: um inquérito do National Trauma Data Bank. J Am Coll Surg 2008; 207(5): 710-16.

25 Schweinfurth JM, Koltai PJ. Fracturas mandibulares pediátricas. FacialPlast Surg. 1998; 14(1): 31-44.

26 Lindahl L, Hollender L. Fracturas condilares da mandíbula. II. um estudo radiográfico dos processos de remodelação na articulação temporomandibular. IntJ Oral Surg. 1977; 6(3): 153-65.

27 Hurt TL, Fisher B, Peterson BM, Lynch F. Fracturas mandibulares em associação com

traumatismo do queixo em pacientes pediátricos. PediatrEmergCare. 1988; 4(2): 121-23.

28 Smartt JM Jr, Low DW, Bartlett SP. A mandíbula pediátrica: II. Tratamento de lesões traumáticas ou fracturas. Plast Reconstr Surg. 2005; 116(2): 28e-41e.

29 Goth S, Sawatari Y, Peleg M. Gestão de fracturas pediátricas da mandíbula. J Craniofac Surg 2012; 23(1): 47-56.

30 Norholt SE, Krishnan V, Sindet-Pedersen S, Jensen I. Fracturas condilares pediátricas: um estudo de acompanhamento a longo prazo de 55 pacientes. JOralMaxillofac Surg. 1993; 51(12): 1302-10.

31. Rowe NL. Fracturas dos maxilares em crianças. J Oral Surg 1969; 27(7): 49707.

32. Thoren H, Iizuka T, Hallikainen D. Diferentes padrões de fracturas mandibulares em crianças. Uma análise de 220 fracturas em 57 pacientes. J Craniomaxillofac Surg 1992; 20(7): 292-6.

33. Kaban LB, Mulliken JB, Murray JE. Fracturas faciais em crianças: uma análise de 122 fracturas em 109 pacientes. Plast Reconstr Surg 1977;59(1):15-20.

34. Owusu JA, Bellile E, Moyer JS, Sidman JD. Patterns of pediatric mandible fracturesin the United States. JAMA Facial PlastSurg. 2016;18(1):37-41.

35. Wolfswinkel EM, Weathers WM, Wirthlin JO, et al. Gestão de fracturas pediátricas da mandíbula. Otolaryngol Clin NorthAm. 2013;46(5):791-06.

36. Thoren H, Schaller B, Suominen AL, Lindqvist C. Ocorrência e gravidade de lesões concomitantes noutras áreas que não a face em crianças com fracturas mandibulares e médio-faciais. J Oral Maxillofac Surg. 2012;70(1):92-6.

37. Glazer M, Joshua BZ, Woldenberg Y, Bodner L. Fraturas mandibulares em crianças: análise de 61 casos e revisão da literatura. Int J Pediatr Otorhinolaryngol. 2011; 75(1): 62-64

38. Jones LC & Flint RL. Fracturas pediátricas da mandíbula. Facial Trauma Surgery. 2020: p323-335.

39. Posnick JC, Wells M, Pron GE. Fracturas faciais pediátricas: evolução dos padrões de tratamento. J Oral Maxillofac Surg. 1993; 51(8): 836-44.

40. Siegel MB, Wetmore RF, Potsic WP, Handler SD, Torn LW. Fracturas mandibulares no paciente pediátrico. Arch Otolaryngol HeadNeckSurg. 1991; 117(5): 533-36.

41. Thaller SR, Mabourakh S. Fracturas mandibulares pediátricas. Ann PlastSurg. 1991;26(6): 511-13.

42. Tanaka N, Uchide N, Suzuki K, Tashiro T, Tomitsuka K, Kimijima Y, Amagasa T. Maxillofacial fractures in children. J Craniomaxillofac Surg. 1993; 21(7): 289-93.

43 Ramba J. Fracturas dos ossos faciais em crianças. Int J Oral Surg. 1985; 14(6): 472-78.

44	Kaban LB. Diagnóstico e tratamento de fracturas dos ossos faciais em crianças 1943-1993. J Oral Maxillofac Surg. 1993; 51(7): 722-29.

45	Zimmermann CE, Troulis MJ, Kaban LB. Fracturas faciais pediátricas: avanços recentes na prevenção, diagnóstico e gestão. Int J Oral Maxillofac Surg. 2006; 35(1): 2-13.

46	Ellis E 3rd, Moos KF, el-Attar A. Dez anos de fracturas mandibulares: uma análise de 2.137 casos. Oral Surg Oral Med Oral Pathol. 1985; 59(2): 120-29.

47	Naidoo S. A profile of the oro-facial injuries in child physical abuse at a children's hospital. Child Abuse Negl. 2000; 24(4): 521-34.

48	Zachariades N, Papavassiliou D, Koumoura F. Fracturas do esqueleto facial em crianças. J Craniomaxillofac Surg. 1990; 18(4): 151-53.

49	Glazer M, Joshua BZ, Woldenberg Y, Bodner L. Fracturas mandibulares em crianças: análise de 61 casos e revisão da literatura. IntJPediatrOtorhinolaryngol. 2011; 75(1): 62-4.

50	Sheta MS, Shoushan MM, Hussein MM, Elaal SE. Avaliação da utilização de osteossíntese com microplacas em fracturas mandibulares pediátricas. TantaDentalJournal. 2015; 12(3): 149-55.

51	Glazer M, Joshua BZ, Woldenberg Y, Bodner L. Mandibular
fracturas em crianças: Análise de 61 casos e revisão da literatura. Revista internacional de pediatria otorrinolaringologia. 2011; 75(1): 62-4.

52	Akram MA, Ahmad, Tayyab TF, Tariq U, Jehangir HMM, Farooq MS. Comparação de placas reabsorvíveis com não reabsorvíveis para tratar fracturas mandibulares pediátricas. Jornal de KhyberCollegeof Dentistry.2020; 10(1): 1-5.

53. Akhtar MU, Rafique FCM, Shah AA, Akhtar N. O grupo etário prevalecente, a causa e o local do traumatismo ósseo facial pediátrico em duas unidades terciárias no Paquistão. Ann King Edward Med Uni. 2006; 12(1): 145-52.

54. Roccia F, Bianchi FA, Zavattero E, Baietto F, Boffano P.
Etiologia e padrões das lacerações faciais e sua possível associação com fracturas maxilofaciais subjacentes. J Craniofac Surg. 2011;22(6): c19-23

55. EnlowDH. Handbook of Facial Growth (Manual de Crescimento Facial). Philadelphia: W. B. Saunders. 1982. pl 186.

56. Moss ML. Análise funcional do crescimento mandibular humano.
J. Prosthet. Dent. I960; 10(1): 1149.

57. Moss ML, Salentijn L. O papel primário das matrizes funcionais no crescimento facial. Am J Orthod. 1969;55(6): 566-77.

58. Moss ML, Rankow RM. The role of the functional matrix in mandibulargrowth. Angle Orthod. 1968; 38(2): 95-103.

59. Enlow DH. e Harris DB. A study of the postnatal growth of the humanmandible. Am. J. Orthod. 1964; 50(1): 25.

60. Hunter, J. The Natural History of the Human Teeth, Explaining Their Structure, Use, Formation, Growth and Disease [História Natural dos Dentes Humanos, Explicando a sua Estrutura, Utilização, Formação, Crescimento e Doença]. Londres: J. Johnson, 1771.

61. Brodie A. On the growth pattern of the human head. Am. J. Anat. 1941; 68(2): 209.

62. Topazian RG. Etiologia da anquilose da articulação temporomandibular: análise de 44 casos. J Oral Surg Anesth Hosp Dent Serv. 1964;22(1): 227-33.

63. Lund K. Mandibular growth and remodelling processes after condylar fracture: Um estudo longitudinal roentgencefalométrico. ActaOdontol. Scand. Suppl.1974; 32(64): 3.

64. Bradley P, James D, Norman JEDB. Lesões dos processos condilar e coronoide. Em J. L. Williams (Ed.), Rowe e

Williams Maxillofacial Injuries, 2ª Ed. Edinburgh: Churchill Livingston, 1994; 1(1): 405-73.

65. Thomson HG, Farmer, AW, Lindsay WK. Fracturas do colo condilar da mandíbula em crianças. Plast. Reconstr. Surg. 1964; 34(1): 452.

66 Leake D, Doykos III JO, Habal MB, Murray JE. Acompanhamento a longo prazo de fracturas do côndilo mandibular em crianças. Cirurgia plástica e reconstrutiva. 1971; 47(2):127-31.

67 Kiliaridis S, Thilander B, Kjellberg H, Topouzelis N, Zafiriadis

A. Efeito da baixa função mastigatória no crescimento condilar: um estudo morfométrico no rato. American Journal of Orthodontics and Dentofacial Orthopedics. 1999;116(2):121- 25.

68 Arena SA, e Gianelly AA. Ressecção do corpo mandibular e seu efeito no crescimento mandibular. Am. J. Orthod. 1979; 76(2): 218.

69 Sperber, G. A mandíbula. Craniofacial Development. Londres:

B. C.Decker, 2001. 127-143.

70 Orliaguet T, Darcha C, Dechelotte P, Vanneuville G. Meckel's cartilage in the human embryo and fetus. O Registo Anatómico. 1994; 238(4): 491-97.

71 Sperber G. Arcos faríngeos. Craniofacial Development. Londres: B. C. Decker, 2001 ;l(l):51-60.

72 Orliaguet T, Dechelotte P, Scheye T, Vanneuville G. A relação entre a cartilagem de Meckel e o desenvolvimento da mandíbula fetal humana. Anatomia cirúrgica e radiológica: SRA. 1993; 15(2):113-18.

73 Mdrida-Velasco JR, Rodriguez-Vdzquez JF, Mdrida-Velasco JA, Sdnchez-Montesinos I, Espin-Ferra J, Jimdnez-Collado J. Desenvolvimento da articulação temporomandibular humana. O Registo Anatómico: Uma publicação oficial da Associação Americana de Anatomistas. 1999; 255(1): 20-33.

74   Bareggi R, Narducci P, Grill V, Sandrucci MA, Bratina F. Sobre a presença de uma cartilagem secundária na região sinfisária mental de embriões e fetos humanos. Anatomia Cirúrgica e Radiológica: SRA. 1994; 16(4): 379-84.

75   Ben-Ami Y, Lewinson D, Silbermann M. Caracterização estrutural do côndilo mandibular em fetos humanos: estudos de microscopia de luz e eletrónica. Cells Tissues Organs. 1992; 145(1): 79-87.

76. Berraquero R, Palacios J, Gamallo C, de la Rosa P, Rodriguez JI. Prenatal growth of the human mandibular condylar cartilage. American Journal of Orthodontics and Dentofacial Orthopedics. 1995; 108(2): 194-200.

77. Gray H. Gray's Anatomy, P. L. Williams e R. Warwick (Eds.). Philadelphia: W. B. Saunders. 1980; 152- 157.

78. Van der Linden FP, Duterloo HS. Development of the human dentition: an atlas. HarperCollins Publishers; 1976.

79. Coqueugniot, H., e Minugh-Purvis, N. Ontogenetic patterning and phylogenetic significance of mental foramen number and position in the evolution of upper Pleistocene Homo sapiens. Em J. Thompson, G. E. Krovitz, e A. J. Nelson (Eds.), Patterns of Growth and Development in the Genus Homo. Cambridge: Cambridge University Press, 2003.

80. Bradley JC. Uma investigação radiológica sobre as mudanças de idade da artéria dentária inferior. British Journal of Oral Surgery. 1975; 13(1): 82-90.

81. Kurihara S, Enlow DH, Rangel RD. Remodelação reversa nas partes anteriores da mandíbula e maxila humanas. The Angle Orthodontist. 1980; 50(2): 98-106.

82. Azaz B, Lustmann J. Anatomical configurations in dry mandibles. BritishJournal ofOral Surgery. 1973; 11(1): 1-9.

83. Bjork A. Variações no padrão de crescimento da mandíbula humana: Estudo radiográfico longitudinal pelo método do implante. J. Dent. Res. 1963; 42(2): 400.

84. Osborn JW. Anatomia e Embriologia Dentária. Oxford: Blackwell Scientific Publications. 1981; l(l):76-79.

85. Fracturas da Mandíbula. Balaji M, Balaji P. Textbook of Oral &Maxillofacial Surgery. 3rd edition. NewDelhi. Elsevier India; 2018.

86. Laham JL, Cotcamp DH, Gibbons PA, Kahana MD, Crone KR. Isolated head injuries versus multiple trauma in pediatric patients: do the same indications for cervical spine evaluation apply? Pediatric neurosurgery. 1994; 21(4): 221-26.

87. Bertolami CN, Kaban LB: Traumatismo do queixo: uma pista para lesão associada da coluna

mandibular e cervical, Oral Surg. 1982; 53(2):122-26.

88. Kaban LB, Mulliken JB, Murray JE. Fracturas faciais em crianças. Plastic and reconstructive surgery. 1977; 59(l):15-20.

89. Chayra GA, Meador LR, Laskin DM. Comparação de radiografias panorâmicas e padrão para o diagnóstico de fracturas mandibulares. Jornal de cirurgia oral e maxilofacial. 1986; 44(9): 677-79.

90. Stafne's Oral Radiographic Diagnosis. 5ª Edição.

91. Journal OfCraniofacial Surgery.2005; 16(3): 394-99.

92. Singhal R, Singh V, Bhagol A, Agrawal A, Kumar P. Pediatric maxillofacial injuries-If a new look is required? International Journal OfPediatric Otorhinolaryngology. 2013; 77(8):1333- 36.

93. Goth S, Sawatari Y, Peleg M. Gestão de fracturas pediátricas da mandíbula. J Craniofac Surg. 2012;23(l):47-56.

94. John B, John RR, et al. Tratamento de fracturas do corpo mandibular em pacientes pediátricos: Um relato de caso com revisão da literatura. Contemp Clin Dent. 2010;l(4):291-96.

95. MacLennan WD. Consideração de 180 casos de fracturas típicas do processo condilar mandibular. Br J Plast Surg. 1952; 5(2): 122-28.

96. Malik NA. Livro de Texto de Cirurgia Oral e Maxilofacial. 3rd edition. NewDelhiJaypee Brothers Medical Publishers; 2012.

97. Zide MF. Redução aberta das fracturas do côndilo mandibular. Indicações e técnica. Clínicas em cirurgia plástica. 1989; 16(1): 69-76.

98. Kushner GM, Tiwana PS. Fracturas da mandíbula em crescimento. Atlas Oral Maxillofac Surg ClinNorthAm. 2009; 17(1): 8191.

99 McNichols CH, HatefDA, Cole PD, Hollier Jr LH. Otimização da fixação interdentária pediátrica através da utilização de um local de fixação palatina paramediana. Jornal de Cirurgia Craniofacial. 2012; 23(2): 60507.

100 Aizenbud D, Hazan-Molina H, Emodi O, Rachmiel A. O tratamento de fracturas do corpo mandibular em crianças pequenas. Traumatologia Dentária. 2009; 25(6): 565-70.

101 Cummins RO. Suporte avançado de vida cardíaca. Dallas: AmericanHeartAssociation. 1997; 1(1): 60-68.

102Cole P, Kaufman Y, Izaddoost S, Hatef DA, Hollier L. Principles of pediatric mandibular fracture management. Plastic and reconstructive surgery. 2009; 123(3): 1022-24.

103 He D, Yang C, Chen M, Bin J, Zhang X, Qiu Y. Abordagem pré-auricular modificada e fixação interna rígida para fratura intracapsular do côndilo da mandíbula. Jornal de cirurgia oral e maxilofacial. 2010; 68(7): 1578-84.

104Wilson AW, Ethunandan M, Brennan PA. Transmasseteric antero-parotid approach for open reduction and internal fixation of condylar fractures. British Journal of Oral and Maxillofacial Surgery. 2005; 43(1): 57-60.

105. Vesnaver A, Gorjanc M, Eberlinc A, Dovsak DA, Kansky AA. A abordagem periauricular transparotídea para redução aberta e fixação interna de fracturas condilares. Journal of Cranio-Maxillofacial Surgery. 2005; 33(3): 169-79.

106. Luhr HG. Fracturas da mandíbula em crianças. Oper Techn PlastReconstrSurg. 1998; 5(1): 357-61

107. Norholt SE, Krishnan V, Sindet-Pederson S, et al. Fracturas condilares pediátricas: um estudo de acompanhamento a longo prazo de 55 pacientes. J Oral Maxillofac Surg. 1993; 51(l):1302-10

108. Choi J, Oh N, Kim IK. Um estudo de acompanhamento da fratura do côndilo em crianças. Jornal Internacional de Cirurgia Oral e Maxilofacial. 2005; 34(8): 851-58.

109. Ellis E. Fracturas do processo condilar da mandíbula. Facial

Plast Surg. 2000;16(l):193

110 Tang W, Gao C, Long J, Lin Y, Wang H, Liu L, Tian W. Aplicação da abordagem retromandibular modificada indiretamente a partir do bordo anterior da glândula parótida no tratamento cirúrgico da fratura condilar. Jornal de Cirurgia Oral e Maxilofacial. 2009; 67(3): 552-58.

111 Kermer CH, Undt G, Rasse M. Redução cirúrgica e fixação de fracturas condilares intracapsulares: Um estudo de acompanhamento. Revista internacional de cirurgia oral e maxilofacial. 1998; 27(3): 191-94.

112Gherrissi JO. Uma abordagem transcutânea transparotídea para fixação interna rígida em fracturas condilares. Jornal de Cirurgia Craniofacial. 2002; 13(4): 568-71.

113Posnick JC, Wells M, Pron GE. Fracturas faciais pediátricas: Evolução dos padrões de tratamento. Journal of oral and maxillofacial surgery. 1993; 51(8): 836-44.

114Khatri A, Kalra N. Uma abordagem conservadora à gestão de fracturas mandibulares pediátricas: resultados e vantagens. IndianJournal ofDental Research. 2011 ;22(6):873.

115 Laster Z, Muska EA, Nagler R. Fracturas mandibulares pediátricas: introdução de uma nova modalidade terapêutica. Journal of Trauma and Acute Care Surgery. 2008; 64(1): 225-29.

116Magennis P, Craven P. Modificação de braquetes ortodônticos para uso em fixação intermaxilar. British Journal of Oral and Maxillofacial Surgery. 1990; 28(2): 136-37.

117 Aizenbud D, Hazan-Molina H, Emodi O, Rachmiel A. O tratamento de fracturas do corpo mandibular em crianças pequenas. Dental Traumatol. 2009; 25(6): 565-70.

118. Aizenbud D, Emodi O, Rachmiel A. Fresagem ortodôntica não cirúrgica de fratura mandibular numa criança pequena: 10 anos de acompanhamento. J Oral Maxillofac Surg. 2008; 66(3): 575-77.

119. KushalappaKM, Shetty SowmyaB , HarshithaV, Divyashree R Shet. A tala de cobertura fechada formada a vácuo como modalidade de tratamento para fratura mandibular pediátrica - um relato de caso. Jornal Internacional de Ciência Inovadora e Tecnologia de Pesquisa. 2020; 5(1): 1

120Zimmermann CE, Troulis MJ, Kaban LB. Fracturas faciais pediátricas: avanços recentes na prevenção, diagnóstico e gestão. Revista internacional de cirurgia oral e maxilofacial. 2005; 34(8): 823-33.

121. Gaddipati R, Ramisetty S, VuraN, et al. Impacted mandibular third molars and their influence on mandibular angle and condyle fractures - a retrospective study. J Craniomaxillofac Surg. 2014;42(7): 1102-05.

122Naghipur S, Shah A, Elgazzar RF. Será que a presença ou a posição dos terceiros molares inferiores altera o risco de fracturas do ângulo mandibular ou do côndilo? J Oral Maxillofac Surg. 2014; 72(9): 1766-72.

123 Antic S, Saveljic I, Nikolic D, Jovicic G, Filipovic N, Rakocevic Z, Djuric M. Does the presence of an unerupted lower third molar influence the risk of mandibular angle and condylar fractures? Revista internacional de cirurgia oral e maxilofacial. 2016; 45(5): 588-92.

124Tiwari A, Lata J, Mishra M. Influência dos terceiros molares inferiores impactados nas fracturas do ângulo e do côndilo mandibular - um estudo clínico prospetivo. Jornal de biologia oral e investigação craniofacial. 2016; 6(3): 227-30.

125 Wheeler J, Phillips J. Pediatric facial fractures and potential long-term growth disturbances (Fracturas faciais pediátricas e potenciais perturbações do crescimento a longo prazo). Craniomaxilofac Trauma Reconstr. 2011;4(l): 43-2.

126Kaban LB, Bouchard C, Troulis MJ. Um protocolo para o tratamento da anquilose da articulação temporomandibular em crianças. J Oral Maxillofac Surg.2009; 67(9): 1966-78.

127 Farber SJ, Nguyen DC, Harvey AA, Patel KB. Um método alternativo de fixação intermaxilar para fraturas simples da mandíbula pediátrica. J Oral Maxillofac Surg.2016; 74(3): 582.

128 Singh M, Singh RK, Passi D, Aggarwal M, Kaur G.

Tratamento de fracturas mandibulares pediátricas utilizando um sistema de placas bioreabsorvíveis - eficácia, estabilidade e resultados clínicos: As nossas experiências e revisão da literatura. Jornal de biologia oral e investigação craniofacial. 2016; 6(2): 101-6.

129 Khairwa A, Bhat M, Sharma A, Sharma R. Gestão de fracturas mandibulares da sínfise e

parassínfise em crianças tratadas com a tala de MacLennan: estabilidade e resultados iniciais. Int J ClinPediatrDent. 2015; 8(1): 127-32

130 Bhola N, Jadhav A, Borle R, Khemka G, Adwani N, Bhattad M. Tala de compressão lateral de tampa aberta com fio Cireummandibular para o tratamento de fracturas mandibulares pediátricas: uma auditoria retrospetiva de lO casos. Oral and maxillofacial surgery. 2014; 18(1): 65-8.

131. Kale TP, Urologin SB, Kapoor A, Lingaraj JB, Kotrashetti SM. Tala aberta com fio Cireummandibular para o tratamento da fratura pediátrica da parassínfise/sínfise mandibular como modalidade de tratamento definitivo; uma série de casos. Dental Traumatology. 2013; 29(5): 410-5.

132. Hegab A. Tratamento de fracturas mandibulares em crianças com uma tala acrílica dividida: uma série de casos. Britishjournal of oral and maxillofacial surgery. 2012; 50(6): e93-5.

133. Demirkol M, Demirkol N, Abdo OH, Aras MH. Uma forma simplificada para a estabilização da fratura mandibular pediátrica com uma tala oclusal. Jornal de Cirurgia Craniofacial. 2016; 27(4): e363-4.

1 34 Chim H, Wetjen N, Mardini S. Planeamento cirúrgico virtual em cirurgia craniofacial. SeminPlast Surg. 2014; 28(3): 150-58

135. Tepper OM, Sorice S, Hershman GN, Saadeh P, Levine JP, Hirsch D. Utilização de cirurgia virtual a 3 dimensões na reconstrução craniomaxilofacial pós-traumática. Jornal de cirurgia oral e maxilofacial. 2011; 69(3): 733-41.

136. Lee JW, Choi BJ, Nam OH, Kwon YD. Tratamento minimamente invasivo utilizando um modelo específico do paciente para fracturas mandibulares em crianças: "Wing-splint" com tecnologia CAD/CAM. Jornal Britânico de Cirurgia Oral e Maxilofacial. 2016; 54(10): 1140 1.

137. Lal H, Patralekh MK. A impressão 3D e as suas aplicações no trauma ortopédico: uma maravilha tecnológica. Journal of clinical orthopaedics andtrauma. 2018; 9(3): 260-8.

138. Du Y, Yang D, Pang Y, Liu C, Zhang K. Aplicação de CAD e impressão 3D no tratamento de fracturas pediátricas múltiplas da mandíbula: Um relato de caso. Medicina: Relatos de casos e protocolos de estudo. 2021; 2(5): e0095.

139. Suuronen R, Haers PE, Lindqvist C, Sailer HF. Atualização sobre placas bioreabsorvíveis em cirurgia maxilofacial. Facial Plastic Surgery. 1999; 15(1): 61-72.

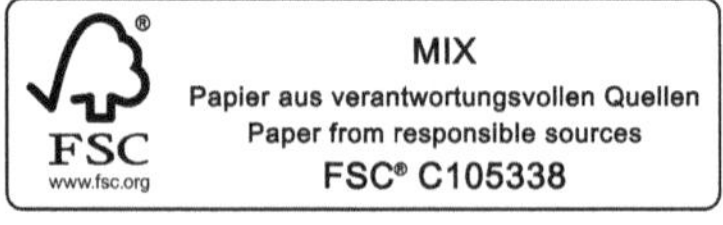

Printed by Books on Demand GmbH, Norderstedt / Germany